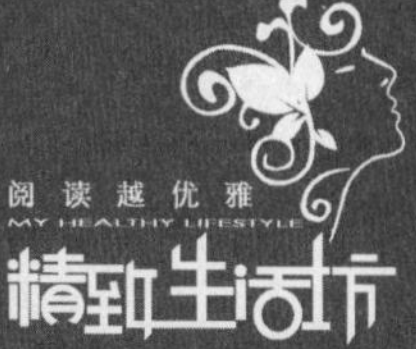
阅读越优雅
MY HEALTHY LIFESTYLE
精致生活坊

优活

[美] 希拉·季　培基·斯班瑟　著

屈宗利　吴志红　译

科学出版社

·北京·

内 容 简 介

终日忙碌而无暇自顾的中年人，醒一醒吧！你已到了人生旅途的十字路口。从现在开始，为自己的后半生好好地活吧！

本书主要面向关注自我的中年女性。作者针对中年人在这一特殊时期的身体、心理状态，从同龄人的角度一一进行分析，提出了建设性的意见，并通过书中的“医生留言板”、“‘酷’行动”板块介绍了许多专业知识和锻炼方法。

需要本书的读者，请与北京清河 6 号信箱（邮编：100085）发行部联系，电话：010-62978181（总机）转发行部、010-82702675（邮购），传真：010-82702698，E-mail：tbd@bhp.com.cn。

图书在版编目(CIP)数据

优活/(美)季(Key, S.)等著；屈宗利，吴志红译. —北京：科学出版社，2009.7
ISBN 978-7-03-024600-4

Ⅰ.优…　Ⅱ.①季…②屈…③吴…　Ⅲ.中年人—保健—基本知识　Ⅳ.161.6

中国版本图书馆 CIP 数据核字(2009)第 078292 号

责任编辑：任　洪　戴　韵　　/责任校对：侯满茹
责任印刷：密　东　　/美术编辑：李鹤伟

科学出版社 出版
北京东黄城根北街 16 号
邮政编码：100717
http://www.sciencep.com
北京市密东印刷有限公司印刷
科学出版社发行　各地新华书店经销
*
2009 年 7 月第　1　版　开本：660mm × 900mm　1/16
2009 年 7 月第 1 次印刷　印张：13.5

定价：28.00 元

前言
INTRODUCTION

滴答、滴答……你听到了吗?

在你的脑海里可能马上会浮现出一座钟，没错，那的确是钟表发出的滴答声。对你来说，生日除了作为岁月流逝的标志之外，还意味着什么?

仔细听！在阅读这本书的过程中，你听到的是滴答声还是自己的心跳声？不论是什么声音，那都是有节奏的，相信这本书会像音乐一样为你带来心灵上的震撼。

这本书包含了许多方面的内容，我与培基医生只是想通过本书给步入中年的人们带来一个全新的世界。如若不是培基说服了我写作这本书，也许我现在也和大多数同龄人一样祈求着老天的保佑。这本书中收集了许多简短而实用的知识，我们所做的一切都是为了你们！亲爱的读者!

中年人群承受着巨大的压力。我们不断地为了孩子、父母与老板工作、工作、再工作。许多人终日坐在那里工作，吃垃圾食物充饥或饥一顿饱一顿。当有短暂的休息时间时，大多数中年人也只会选择一边观看无聊的电视节目一边喝酒的生活方式。然而这并不是真正的生活。

终日忙碌而无暇自顾的中年人们，醒一醒吧！你们已经到了人生旅途的十字路口。你是想开始好好地生活，还是想退休后在轮椅上度过余生。也许你会觉得我在危言耸听，但这是千真万确的事实。这也是为何我与培基医生在每一章中提出“酷行动”的原因。你也可以将这些“酷行动”看做锻炼方法，但它们与其他锻炼方法十分不同，尤其是里面提到的一种韩国古代所采用的周体健康锻炼方法——丹学瑜伽。我们极其希望你能够在后半生中为自己的兴趣爱好而生活。你可以跟随自己的心跳，舒展自己的思想，抚慰自己的灵魂，找回真正的自我！亲爱的读者，你只需下定决心，接受这种挑战，便可以完成这一壮举！

有些迫不及待了是吗？那就行动吧！去发现属于自己的新大陆。

除了介绍健身方法的“酷行动”和提出医生建议的“医生留言板”之外，每章都为进一步探索指引了方向：“随笔”专栏可以教你利用书写开拓思想；“至少尝试一次的事情”可以帮助你打破自己的旧习惯。

我与培基医生最希望看到的是读者从本书中获得快乐——足以让人露出笑容的快乐。当然，这种快乐来自于你精神面貌与生活习惯的改善（即便是很微小的改变）。不仅如此，在回顾过去几十年的生活与展望未来生活的过程中，在改变后的现实生活中，你也可以获得快乐。实际上，一切快乐都源于一颗宽容的心。

目录
CONTENTS

第三部分　心情　\ 111

第四部分　心灵　\ 159

医生留言板

酷行动

随　笔

第一部分

身　体

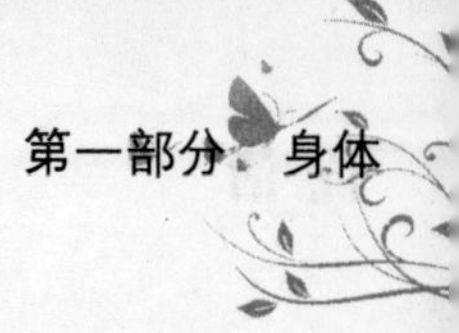

排出体内废气

人到中年，我们要保住的东西有很多，但是体内废气却是留不得的，我们应该尽力将其呼出，以便为其他有益健康的物质留出空间。

迎接50岁生日最简单的方法是：吸气，呼气，再吸气，再呼气……如果你不想把自己的生日弄得轰动异常，如果你怕费事，那么只要保持呼吸就好了。

这很简单！刚刚出生、眼睛还没睁开的婴儿就会呼吸了。很容易做到，不是吗？

有呼吸才有生命。询问接生人员、运动员与哮喘病患者，或者问问歌剧演员、主持人及那些进行瑜伽或冥想锻炼的人，你会了解到许多不同的呼吸方法。

大声叹气

大声呼出体内的气体，这种“有声呼吸”方法可以使你从头到脚得到放松，尝试一下。它是一种最为快速、简单且易行的减压方法，与服用安眠药相比，这种方法要廉价许多，而且不会产生副作用。

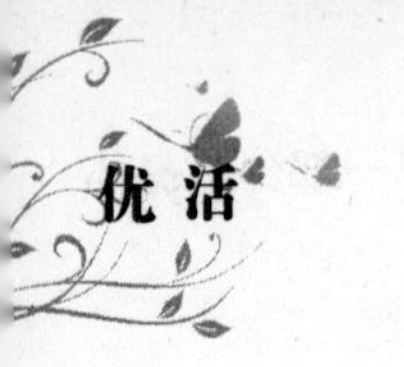

在受到惊吓或遭遇不愉快的事情时，人们会本能地进行深呼吸。对于减轻日常的生活压力，这种呼吸方法也同样适用。深呼吸可以使人体吸入更多的氧气，并排出更多的二氧化碳，对健康大有益处。

身体与大脑之间的桥梁

也许你认为呼吸仅仅涉及呼吸系统，但是实际上，在呼吸过程中，人体内的每个细胞都进行着氧气交换。呼吸是人体的“自主机能”（受自主神经支配）之一，在你想或不想的情况下都可以得到实现。与其他“自主机能”（如心跳、消化）不同的是，呼吸可以得到大脑意识的控制，这一点至关重要！

通过呼吸运动，你可以利用身体使大脑得到放松。反过来，通过呼吸运动，你也可以利用大脑使身体得到放松。东方传统医学认为，呼吸可以促进人体内“气”（“气”是遍布人体内的一种基本“生命能量”）的循环。在英文中，“精力（spirit）”、“热望（aspire）”与“灵感（inspiration）”在词语构成上均与“呼吸（respiration）”一词相关。通过意识控制，你可以呼吸得更加充分，并能够使身体各处都充满“能量”。

体内的废气留不得

你是否在健身课上遇到过这样的老师——他总是不停地提醒每个人注意呼吸？也许有人会笑着说：“哦，对不起，我忘记呼吸了。”实际上，大多数人在呼吸过程中都会忽视第二个步骤：呼气。

“当集中精力进行呼吸时，我们大多会深深地吸气，而不会深深地呼气。”精神健康医生巴努·乔伊·哈里森——也是我的朋友这样认为，她还认为这种做法与人们重视工作、轻视休息的趋向一致。人到中年，我们要保住的东西有很多，如身心健康及控制感，但是体内废气却是留不得的，我们应该尽力将其呼出，以便为其他有益健康的物质留出空间。

不要浪费时间，从现在开始好好呼气吧。

在熟悉了吸气与呼气过程之后，你可能会发现：观察自己的呼吸可以使精神集中起来。许多智者圣贤很早就将其作为一种启迪思想的方法。

随笔　通过你的笔进行呼吸

闭上眼睛，正常呼吸，放松一段时间。然后睁开眼睛，用笔在纸上写字，不要停下来，一直写满三张纸为止。那么要写些什么呢？反复交替写这两种形式的句子：“当我吸气时……”以及“当我呼气时……”写出你吸气和呼气时的感受。不要编辑整理或过分思考，只要完成这样的句子就好！重复也可以。在写完之后，大声读出你所写的内容，标记出那些表露情感的句子。再重复写相同的内容，有什么令你惊奇的发现吗？

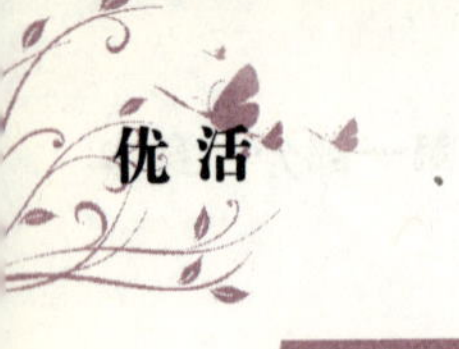

医生留言板

口腔卫生

几乎每个人都遇到过有口臭的人，或自己就是这样的人。即便没有口臭，你也会担心自己口腔的气味。这个问题的影响很大，绝不是在开玩笑。口臭往往会使人陷入苦恼与尴尬的境地。

实际上，直至 20 世纪早期，“口臭”一词才由李施德林正式地提出来。有些口臭是由某些疾病引起的，如牙龈感染，并且会随着疾病的治愈而消失。而大多数口臭都是由口腔内的细菌（厌氧菌）引起的。这种讨厌的细菌喜欢生活在阴暗的环境之中，而且不呼吸氧气。有这种口臭的人往往在清晨醒来时口腔气味最为恶劣，因为夜间这些细菌会聚集在封闭的口腔之中活动。首先它们穿过牙缝啃噬卡在其中的食物残渣，然后悠然自得地在你的舌头后部放松休息，吸食这个部位的黏液，放出难闻的气味。

如果你没有很好地刷牙或使用牙线清洁牙齿，那么你便会成为一名无奈的口臭者。

通常情况下，自己是很难发现口臭的，因为人们的鼻子无法闻到自己口中的气味。也就是说，如果想确认自己是否真的有口臭，你应该找某个信得过的人问一下。如果你担心的事被证实了，请参考下面的做法进行治疗。

最关键的是使用牙线清洁牙齿。大量饮水，吃高纤维食物。用漱口水漱口，在刷牙的时候刷一下舌苔，或者选择使用刮舌器。每日对口腔进行清洁处理，你的口臭问题便会得到很好的改善。

酷行动 利用呼吸放松大脑

方法：静静地坐着观察自己的呼吸，这是典型的冥想锻炼方法。你可以尝试一下，静坐10分钟或更长时间，同时把纷乱的大脑“关闭”起来。接下来再直坐不动，稍微低下头，闭上眼睛，做几次自然的深呼吸。呼吸的深度与节奏可以不尽相同，但目的却只有一个，即让大脑的思维活动放慢与平静下来。为呼气动作计数，数到第5次为止，然后再循环计数。每轮计数的数量不要超过5，只计呼气动作。如果你不知不觉地数到5以后的数字，就意味着你的大脑已经放松了下来。继续这样做10分钟或更长的时间。

至少尝试一次的事情

- 像婴儿一样呼吸。腹部随着吸气与呼气的动作起伏，看一下你能否使这样的动作变成自动的呼吸行为。
- 像“火龙”一样呼吸。“火焰呼吸法”是瑜伽锻炼中的一种有益于健康的呼吸技巧。在最初练习时你可能会觉得不好掌握，但这种方法确实值得一试。
- 戒烟。戒掉吸烟的习惯，如果你的肺得病了，你还拿什么来呼吸？
- 上声乐课。发音教师可以帮助你充分利用呼吸的力量。
- 吹去灰尘。你是否很久没有做以前喜欢的事了？想想，床下尘封已久的乐器，还有没做完的针线活。请重新为它们注入生命吧。

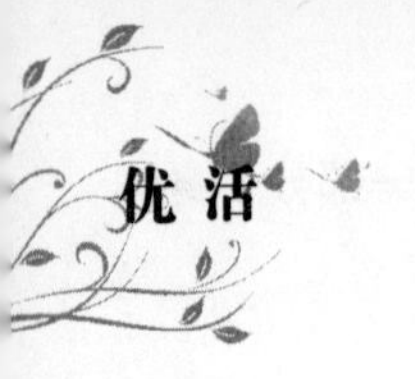

不要贬低自己的身体

身体就像是一所房子，它不仅是各个器官的家，还是人的心灵与思想的寄居之所。

随着年龄增长，你的肌肉可能变得松弛，头发变少，浑身疼痛，皮肤失去光泽并出现皱纹，但是不管怎样，这都是你自己的身体。一个人的身体就像是一所房子，它不仅是各个器官的家，还是人的心灵与思想的寄居之所。身体是无价的财富，请注意保养好它。

身体需要持续的关爱

你的身体需要每天的呵护，它不会满足于只做一次水疗（尽管你的身体也需要这种保养）。对于或好或坏、或健康或生病的身体，你都需要付出持续的关爱。请相信这一点，你与你的身体直至生命结束都会交融在一起。所以，请珍重宝贵的身体。

不要贬低自己的身体

你需要牢记这一点：不要贬低自己的身体。你必须认识到：若是没有身体，你早已不在这个世上了。

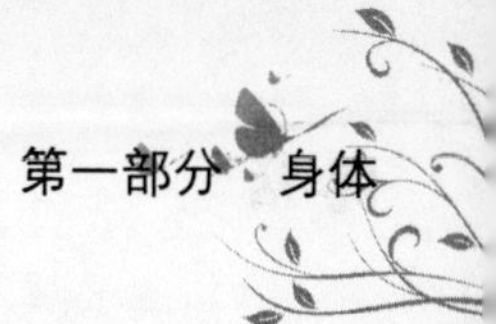

在孩子们面前讲话时要格外小心，因为他们对自己身体的态度会受到你的影响。膝盖出现疼痛并不代表这就是一个“坏”膝盖。粗壮的大腿表明它们很结实，为什么你会认为它们“肥胖”呢？

我们应该正确地认识自己的身体。如果你的身体在度过这么多年之后仍然能够活动自如，说明它的确是一部精良的机器！

学会接受

表达对自己身体关爱的最好方法就是接受它——体型、外貌与缺陷。霍莉从 10 多岁起就开始时断时续地节食减肥，最后在 40 多岁的时候，她终于放弃了这种做法。“我改变了以往深植于头脑中的有关体型的看法。”她在电子邮件中这样写道，“我已经 48 岁了，为什么非要保持像运动员一样的体型呢？”

图拉酷爱运动。然而，在 47 岁那年她迁居夏威夷之后，情况发生了改变。一次，图拉与年轻人一同打了一场沙滩排球，随后她发现了自己的问题。“我第二天醒来时几乎无法走路！”她回忆说，“所以，现在我最多只能连续进行一场半的比赛，而不再是四场比赛。”

身体并不是生命的全部

身体并不是生命的全部，认识到这一点非常重要。想一想经历坠马事故致残的“超人”扮演者克里斯托弗·里夫，或患有肌萎缩性脊髓侧索硬化症却著有《时间简史》一书的斯蒂芬·霍金，再想一想海伦·凯勒、富兰克林·罗斯福以及其他残障的杰出人物，这些人都为世界作出了卓越的贡献。那么身体健全的你呢？

医生留言板

美容手术

我们提倡爱自己的身体，但是如果你真的无法去爱它，这时该怎么办呢？你是否会对着镜子祈祷自己的身体发生改变？你是否苦恼于自己难看的眼睑、过短的脖子或过大的肚子？你是否想让自己的胸围大于腰围？

“为什么不‘修理’一下它呢？经过一番处理之后，我将变成全新的自己！”我听到了你内心深处的声音，“为什么不呢？这又没什么害处！”但是请仔细想一想，美容手术毕竟也是一种手术。所有手术都有风险，如出血、感染与血栓。美容手术的风险更大，有可能带来皮肤坏死、面容不对称、伤口愈合缓慢以及“效果不佳”的后果。有些人在做完美容手术后，根本就不喜欢自己的新鼻子！我曾遇到一位名叫卡拉的女性患者，她给我看了隆胸手术之后的乳房，那真可谓是扭曲的“杰作”。她的一只乳房朝向东北，而另一只却朝向西南，于是她不得不再次做手术进行矫正。

你是否还想接受美容手术？

人不会永远年轻，美化肌肤并不会改变岁月的流逝。如果不喜欢自己的身体，你能否试着去接受它？改善自己对容貌的态度会节省许多钱，还会避开许多风险。

在我看来，改善容貌最好的方法是不需要支付任何费用、冒任何风险或忍受任何疼痛的，这种方法即是微笑！看一看微笑时的自己，多么美丽！

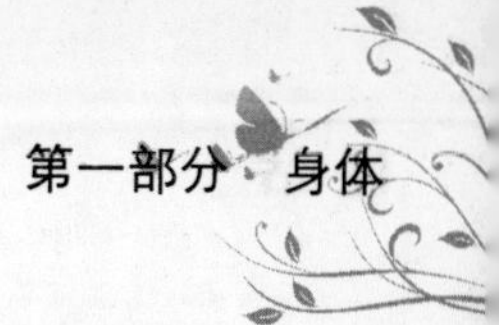

酷行动 用“治疗之手”拍打身体

你的身体可以“听”到你对它所说的任何话语，它甚至能感觉到你内心的种种不良想法。如果你讨厌自己的臀部，我劝你最好放弃这种想法！下面我来介绍一种较为有效的方法——丹学瑜伽，这种方法源于古代韩国。

方法：竖直站立，双手呈凹陷状拍击臀部，大声说：“我喜欢自己的臀部！”用力拍打自己的臀部（前、后与侧面），并不停地对自己讲它具有多么重要的意义。如果你不想说，那么请至少做到以下这一点：用嘴呼气，并时刻抱有积极的想法！

你可以选择对身体任何一处表达自己的热爱之情，用你的“治疗之手”拍打或按摩这个部位（有促进血液循环作用），不要忘记你美丽的面容与思维活跃的大脑。

至少尝试一次的事情

- 检查身体。每年至少做一次全身体检。
- 利用草药自疗。山金车又称附子草，它是一种黄色、与雏菊相似的草药，是制作山金车膏的主要原料。这种药膏可以用来缓解肌肉疼痛，治愈擦伤。
- 接受专业的按摩保养。按摩的好处很多。如果有经济问题，你可以去按摩学校寻求这方面的免费服务。
- 写一首诗来表达自己对身体的热爱。写下你愿为自己的身体所做的一切，来表达对它的热爱。

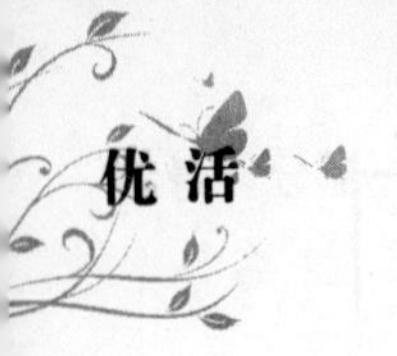

克服重力的作用

身体就像是一座建筑，须遵守某些物理定律。重力对人体的作用非常巨大。找到克服重力的方法，让自己生活得更加轻松。

重力对人体的作用非常巨大。有人曾开玩笑说，由于重力作用，自己的脸被拉长或乳房由坚挺变得松垂了。本章将教你如何在重力中更好地生活，让这种永远存在的力变成一种有利条件。

身体就像是一座古屋

身体就像是一座建筑，须遵守某些物理定律。对于这一事实，我深有体会。在29岁时，我的脊柱变得倾斜，因为当时我有一只眼睛弱视，所以我总是不知不觉地将头转向一侧，用另一只眼睛注视眼前的事物。后来我的脊柱出现了问题，于是我不得不在矫正视力的同时矫正自己的身姿。然而我的身体已然受到了损害，即使现在过去20年了，我还是会受到肌肉和骨骼问题的困扰。

像每位母亲对孩子所讲的一样，站直！把身体重量平均分配到两脚之上。以下是消除重力负面作用的多种方法。

- 均匀分配重力。使用双肩背包，腰包也可以，只要重力作用于身体的中心部位即可。对于较大的重物，如旅行包，向乘务员们学习，把它安上轮子拖着走。
- 保持对称平衡。改掉腿交叉的坐姿（可以借助脚凳）。打电话时不要用头与肩膀夹着电话。工作时保持正面坐姿，在倒水或书写时注意动作的协调性。
- 创造有利的工作条件。如果你要使用台式电脑或笔记本电脑工作，请选择能够满足以下姿势要求的椅子、显示器与键盘：坐着的时候脊柱挺直，下颌回缩，视角向下，肩膀放松，上臂竖直下垂，肘部成直角，颌部保持平直，膝盖与臀部在同一水平线上（或稍稍高出臀部所在平面），脚放在脚凳之上。这种设施最有益于人们操作鼠标与键盘。不要采用不正确的坐姿——尾骨部位接触椅面并受力。你可以在背部下方垫一个热狗形的靠枕。
- 交替受力。在站立时，不要把上身的重量都集中在一侧髋部，要经常变换姿势。这样可以促进髋关节的血液循环，同时增加大脑的血液供应量，预防眩晕感的产生。
- 双手自然下垂。认识到哪部分肌肉需要收紧，哪部分肌肉需要放松。“如果没有收缩的必要，那就让它们自然放松。”这是瑜伽锻炼法提出的建议，它同样适用于人在日常生活中的种种行为。

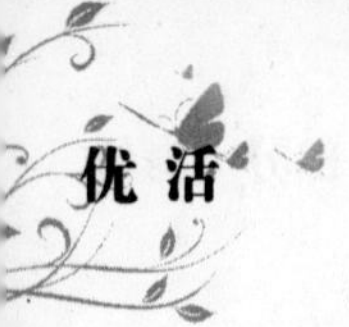

重力有利的一面

问一问宇航员你便会知道：重力对人体的益处太大了。在执行航天任务之前，他们都要在失重的状态下进行训练，失重状态往往使得宇航员身体内的骨密度大大降低。

负重训练几乎就是力量训练。如果你的身体很结实、健康，你是否就可以省下力量训练的精力呢？答案是否定的。《越活越年轻》一书的作者亨利·洛奇说过："人们并不会意识到神经系统随着年龄增长而出现的变化。实际上，神经系统功能衰退可以引起关节磨损、肌肉松弛、身体警觉度降低及力量减弱。对此，进行力量锻炼可以起到积极的作用。"

换言之，进行力量锻炼给人体带来的益处不仅局限于力量的增强，它还可以帮助人保持青春，你一定想不到重力会有这样的作用！

随笔　克服重力作用

写出体现重力负面作用的情况。什么情况？这由你自己判断，只要它们能够体现重力的负面影响！什么东西让你感到沉重？找到克服重力的方法，让自己生活得更加轻松。

医生留言板

罗尔夫按摩疗法与亚历山大健身技巧

在从德国引入到美国之后，“罗尔夫按摩疗法”很快便取得了一定的知名度，但有些人却把接受这种疗法比作被蒸汽压路机碾压。我们从罗尔夫协会了解到，罗尔夫按摩疗法的正式名称为“结构整合疗法”，已有多年的历史。你可以把这种疗法当成一种对身体深层组织的按摩。

在20世纪中叶，罗尔夫博士开创了这种整体疗法。这种结构整合疗法不但可以使人体达到舒适的状态，还可以起到减少慢性应激的作用，并能够增强神经系统的功能。

如果还是对这种疗法有所怀疑，你可以选择“亚历山大健身技巧”。20世纪早期，一位叫弗雷德里克·亚历山大的奥地利演员出现了失声，医生对此束手无策，于是亚历山大决心凭借自己的努力解决这一问题。他把自己置于周围均是镜子的空间中，仔细观察自己说话时的动作，终于，他发现姿势可以大大改变自己的发音。经过9年的练习，亚历山大终于重新找回了自己浑厚的嗓音。

亚历山大健身技巧是一种“忘记已学过的知识”的练习方法。也许你曾看到过儿童初学走路时的情景，他们背部挺直，这是自然、健康、受压较小的姿势。然而在长年的生活之中，我们却把这种健康的姿势遗忘了。亚历山大健身技巧通过矫正身体姿势，让人们重新回到原始、自然的健康状态，减少重力的不利影响。

酷行动　平衡练习

方法：将两台体重秤并排放置，分别站在两台秤上，然后将它们的读数调节成同一数值。将双脚分别踏在两台秤之上，不要看秤上的读数，凭借自己的感觉均匀分配自己身体的重量。在平稳下来之后，观看秤上的读数，两组读数是否相同？如果不相同，调节一下自己站立的姿势，直至两者相同。注意，此时就是真正平衡的感觉，将这种感觉记忆下来！

至少尝试一次的事情

- 锻炼身体并注意饮食。做抓举杠铃运动，并注意从饮食中获得充足的钙元素。了解更多有关骨骼健康的知识。
- 让脊柱直起来。物理疗法有助于矫正错误姿势。在因特网上搜索一下“脊椎按摩疗法”、“整骨疗法”、“肌筋膜激痛点疗法”或“脊椎矫正疗法”，了解这方面的相关知识。
- 倒立。躺在倾斜的板上，练习倒立的瑜伽姿势；或躺下来把双腿放在墙上。做这些练习可以使重力的作用集中在头部，使脸部肌肤变得红润，还有助于改善神经系统的功能。同时，倒立还可以使心脏得到休息，减轻背部和脚部的疼痛，并且有助于减轻下肢静脉曲张。注意：孕妇不要倒立。

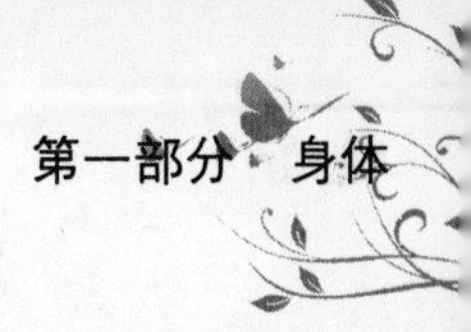

让身体发动机运行起来

松开油门，汽车行走一段距离后会停下来，然后发动机就会关闭。人体内的发动机却与此不同，它会一直运行，直至生命旅程结束！

汽车是中年人最好的玩具，但是对中年人来说，我们不仅要熟悉汽车中的发动机，还要了解自己身体内的发动机。作为一个中年人，你无法想象一位年轻人跑完马拉松全程的感受。

本章将教你如何启动身体内的发动机，如何在中年时期把自己身体的动力与耐力调节到最高水平。

“气”与“能量”

我喜欢喝咖啡。我习惯在清晨喝一杯热咖啡，在下午喝一杯浓茶。超市货架上“能量饮品”的品种越来越多，让人眼花缭乱，但是必须注意一点：提神饮品均不会产生太久的效用。

如何使体内发动机性能达到最佳状态？我们首先了解一下东方人的看法。在东方医学中，“气”代表着生命的基本能量。一个人要想精力充沛、身体健康，其体内的“气”必须通畅。这种说法奠定了东方医学的基础理念：流通则健康，停滞则死亡。

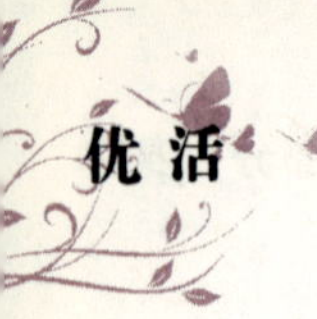

穴位与“气”

“气”在人体的经脉中流动，这与公共汽车的运行相似，经络上有数以百计的穴位，这又与公共汽车站相似。在刺激穴位（通过针灸法、按摩法或其他方法）之后，该穴位处的“气”就会流入或流出。在穴位被打通后，“气”将流动通畅，使身体达到健康的状态。

随笔

自我修复

回想一下你想要做却没能做到的事情。仔细检查“发动机罩下面的故障”，没有“燃料”？“火花塞”坏了？不管用什么样的词语来暗喻自己的身体，重要的是想办法让你的身体运转起来。不断地努力尝试多种解决方案，你一定会使自身的发动机运转起来的。

医生留言板

人体基础代谢率

松开油门，汽车行走一段距离后会停下来，然后发动机就会关闭。人体内的发动机却与此不同，它会一直运行，直至生命旅程结束！即使是在你睡觉的时候，你体内的发动机依然不会停歇。

在人们休息的时候，每个人体内发动机的转动速度都不相同。车辆发动机的运转速度用每分钟转数来衡量，人体发动机的运转速度用"基础代谢率"来衡量。基础代谢率指的是人在休息时体内消耗能量的速率。你的基础代谢率与基因有关，这种因素很难改变。

但是还有另一种因素影响你的基础代谢率，那就是体质。你身体内肌肉与脂肪的比率越高，那么你的基础代谢率就越高，因为在休息时，肌肉消耗的能量要比脂肪消耗的能量多。这很容易理解，一位身体精健的人所消耗的能量要远高于一位肥硕的人。

众所周知，人体的新陈代谢速度会随着年龄增长而下降，这就是为什么"变胖容易减肥难"。然而通过运动，你可以提高自身的肌肉与脂肪比率。在身体肌肉变多以后，你甚至在睡眠时消耗的能量也会随之增加！很想锻炼了是吗？给你 50 岁生日准备一份特别的礼物：更多健康的肌肉！

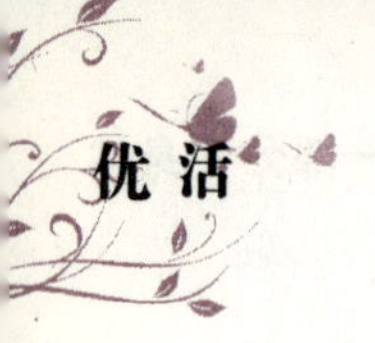

酷行动　给身体发动机“点火”

方法一：两脚平行分开与肩同宽站立。膝盖放松，做有节奏的微曲运动。双手呈杯状敲击下腹部，两次敲击视为一组动作。视线略微向下，放松颈部与肩膀，用嘴呼气。这样坚持做几百次，约 5 ~ 10 分钟。

方法二：双手握拳（四指放松地围绕在大拇指四周），交替用双拳侧面轻敲下腹部位置（像打鼓一样），坐着、站着均可完成这套动作。这样坚持锻炼 10 ~ 30 分钟，可以缓解头痛、消除焦虑以及控制围绝经期潮热，还可以使体内的“气”平稳地运行起来。最后以顺时针按摩小腹作为结束动作（注意顺时针方向）。

至少尝试一次的事情

- 降低身体损耗！当你感到疲倦时，首先尝试喝一杯清水或出去散散步。咖啡只会在短时间内提升精力，而它所带来的整体效果是负面的。如果你想喝饮料，可以喝杯茶。
- 野外旅行。回顾老电影《逍遥骑士》，听着片中“荒原狼”乐队的名曲《天生狂野》，是否让你想起了自己野外旅行的回忆？来吧，到野外放松一下吧！

伸展会让你年轻

长时间缓慢地伸展自己的身体，定期做此运动，你会发现自己开始变得更年轻、更灵活。在伸展肌肉的同时，请在心里默念这样一句话："放松肌肉，让身体重新获取能量。"

你最近注意过自己的肌肉吗？毫无疑问，这些极富弹性的人体组织始终都需要人们的关注，但是对一位中年人来说，这种关注度应该变得更高。在体育馆中你会发现许多人在锻炼肌肉。然而，如果肌肉出现硬结，你是否还认为这是结实的表现呢？如果你总是锻炼到肌肉发生痉挛的程度，那么你就是在浪费时间与精力。

不健康的肌肉常处于痉挛状态

肌肉天生富有弹性，这有利于它进行收缩运动。让肌肉放松下来，这是你应做的事情，而且做起来并不容易。根据多年来在治疗中积累的经验，我惊讶地发现，不健康的肌肉经常处于痉挛状态。

流通则健康。通过循环流通，人体会将养分与废物输送到相应部位。如果你的运动量不足，那么你体内的循环流通就会不畅。正如东方医学所说的那样，停滞则死亡！

所以，请伸展你的整个身体，或伸展那些你想要放松的肌肉！

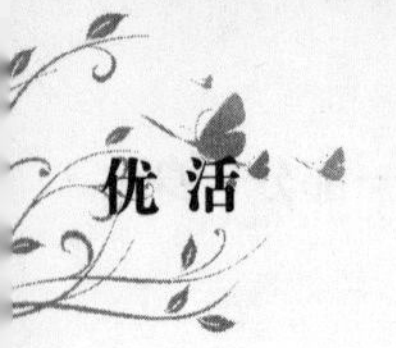

伸展身体会使人变得年轻

也许你已经了解了伸展肌肉的一些方法，或在健身馆里学到了不少。然而，你可能还不清楚如何才能让自己总是处于伸展的状态。当今社会是个快节奏的社会，所以即使知道自己需要放松半分钟或更长时间，你可能也不会理睬这一事实，继续忙碌。

长时间缓慢地伸展自己的身体，定期做此运动，你会发现自己开始变得更年轻、更灵活，而且皮肤也会变好许多。在伸展肌肉的同时，请在心里默念这样一句话："放松肌肉，让身体重新获取能量。"

像过节一样过好每一天

放松可以使人获得良好的感觉，所以应该坚持这样去做。另外，你还要坚持把自己的生活丰富起来，像过节一样过好每一天。

人的一生中只有一个50岁，所以请让你的50岁生活变得绚烂起来。在这52周的时间里，你可以让每个周末的生活都各具特色。例如，看电影、看展览、旅行、郊游或小睡。最后，再给自己留出两周的时间度假。

医生留言板

肌肉的弹性

什么是伸展运动？它真的能够提高肌肉的弹性吗？如果答案是肯定的，那么如何去伸展自己的身体？为了找出答案，我们需要花几分钟的时间了解一下解剖学的知识。

人体肌肉呈束状，像电话电缆一样。最细的“电话线”被称为肌丝。肌丝与毛发的粗细相近，长度各异，它们是人体力量的直接来源。当人在用力时，肌丝相互靠拢，肌肉进入收缩状态。在放松时，肌丝相互分离，肌肉进入松弛状态。

肌肉伸展过度就会撕裂。在正常情况下，人体能够避免肌肉撕裂的问题。每块肌肉都有一套内部监控系统——肌梭，它可以探查出肌肉伸展程度。当肌肉伸展到一定界限时，肌梭便会向肌肉发出提示信号，命令其收缩，以免肌肉伸展过度。然而，如果长期处于伸展状态，肌梭便会适应、习惯这种新的肌肉长度，发出的信号会减少。所以在反复地进行伸展锻炼之后，肌梭便会允许肌肉伸展到新的长度。

高尔基腱器官是另一套监控系统，它位于肌腱之中（肌腱是连接肌肉与骨的组织）。高尔基腱器官的灵敏度比肌梭低，也就是说它会允许肌肉进入更加伸展的状态。它的反应也与肌梭不同：当高尔基腱器官被激活之后，肌肉实际上已经变长了。这就是为何人们在伸展30秒后感觉自己的身体还可以进一步伸展的原因。了解到这些知识后，你可以依照上文中提到的方法重塑自己的肌肉。最后我还要提醒你：在做伸展运动之前，最好先散步热身。

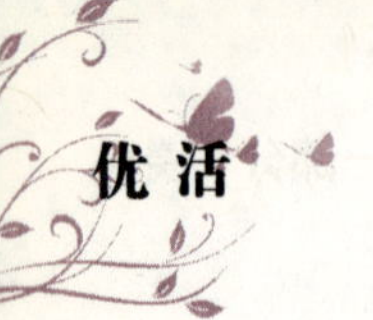

酷行动　利用零星时间伸展身体

在忙碌的生活中，也许你甚至无法给自己留出30分钟的锻炼时间！下面我来教你一些适合零星空闲时间的伸展练习。

- 仰望运动：坐在低背椅上，双手十指交叉放在脑后，身体尽量向后倾斜（注意不要翻倒）。坚持30秒的时间。
- 俯身运动：向后移动坐椅，远离办公桌，然后向前屈身，让头部与双臂自然下垂，这样做会使脊柱得到伸展。坚持30秒的时间。不要在刚刚吃完午餐的时候尝试此运动。
- 颈部运动：双肩放松，手臂自然下垂，下颌向内收。保持下颌的收缩状态，慢慢数3个数之后再放松，重复5次。
- 头部运动：头部向前自然下垂，下颌朝向胸前。缓慢左右摇晃头部，重复10次。在做最后几次摇头动作时，将对侧的手放在头上，利用重量加大伸展程度。
- 扭转运动：坐在椅子上，双手抓住右侧扶手或椅边，然后轻轻拉拽，使脊柱向右扭转，同时保持直立坐姿。坚持30秒的时间。然后再换左侧重复这一动作。

至少尝试一次的事情

- 参加普拉提训练班。放松肌肉，伸展脊柱，加强核心力量。
- 发现新乐趣。尝试做一些新的事情。例如读一本煽情的书籍、烹制一个美味的蛋糕或烧制一个黏土工艺品。看一看你会有怎样的变化。

- 细嚼慢咽，延长用餐时间。嚼完并咽下口中的食物后再去夹下一口食物。不断尝试新的食物，重“质”不重“量”（多吃家庭烹制的食物，少吃快餐）。
- 拓展思维。回顾过去10年并展望未来10年，你看到了什么？总结经验，展望未来，树立目标。你在下一个10年有何打算？

随笔

弹力超人

开拓自己的想象空间！假设前一天晚上，你穿的衣物改变了你的DNA，第二天早上醒来，你发现自己变成了一位“弹力超人”！这时你会去做些什么？想象一下：如果你可以尽情伸展自己的身体，你会做出什么样的壮举。

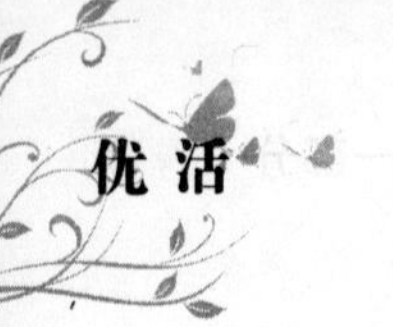

让生命“跑”起来

你的血管正在逐年硬化！你的骨质正在慢慢变得疏松！你的肌肉正在渐渐萎缩！如果你想更好地生活下去，那么就请跑起来！

看完前文之后，我们了解到了人体发动机的知识，也认识到了人体的可塑性，现在是该行动起来的时候了。这里重点推荐“跑步”这种锻炼方法，不过其他的有氧运动也有其各自的优点。每周进行几次高强度运动的好处是非常巨大的。

如果你没有锻炼的习惯，或者不能坚持进行锻炼，那么你就应该时刻提醒自己懒惰的后果，让忧患意识化作动力。

你的血管正在逐年硬化！你的骨质正在慢慢变得疏松！你的肌肉正在渐渐萎缩！看在老天的份儿上，跑吧！如果你想更好地生活下去，那么就请跑起来，或者至少快点走！

找到锻炼的激情

对许多人来说，跑步是一项很艰苦的任务。然而我想强调的是，锻炼时你不必非要坚持跑完几公里的路程，你不是一位专业的运动员。我认为每天全身心地进行任何一种锻炼都可以很好地达到健身的目的，例如跳舞、游泳、与孩子们追逐，或只是散散步。请走进这一日新月异的世界，探索自己以往没有发现的美好事物。

尽可能步行去你想去的地方，上班时把车停在距办公室较远的位置，选择爬楼梯而非坐电梯，或多走一段路程绕远去某地。据调查统计，办公室工作人员平均每天走路不超过 5 000 步。你可以选择每天走上 10 000 步，这样便会获得更为健康的身体。

走回健康世界

在一次车祸中，珍妮的骨盆受到了损坏，大脑也受到了损伤。在珍妮住院昏迷期间，她的家人一度认为她日后肯定无法再次恢复行走能力。与此同时，珍妮的大学好友兰妮（练习长跑已有多年）正遭受着另外一种痛苦。

“几周之前，在跑完 12 公里后，我发现自己几乎无法再抬起双腿。”兰妮回忆说。最终检查结果出来后，兰妮得知自己患上了白血病。

“在我住院治疗不久，珍妮走着来看我，简直是个奇迹！”兰妮说，“当时我认为珍妮肯定还在住院，但她却走着来看我，没拿拐杖，好像什么事都没发生过一样。”

这件事起到了激励作用。出院后，兰妮每天都与珍妮一起散步。过了不久，她们一起参加了白血病协会的小组训练活动。到现在为止，她们参加的慈善马拉松比赛（或走或跑）已不计其数！

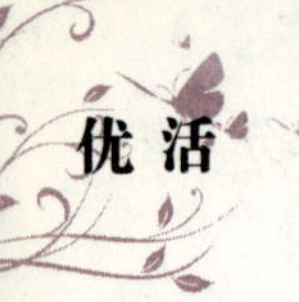

只要努力就能实现

斯蒂芬妮参加马拉松比赛的动机来自于学校开设的一门名为“学生跑步”的课程。学校开设这一课程的主要目的是训练学生完成42公里的赛程。也许你已经猜到了，这不是真正意义上的教学课。

“通过这门课程，学生们可以清楚地认识到自己有能力在现实生活中有所作为。”斯蒂芬妮解释说，“只要真的用心，就一定能做到。对参加这门课程的学生来说，如果日后遇到困难，我想他们一定能够更加勇敢地去面对它——这就是这门课程的真正意义所在。”

在课程开展期间，斯蒂芬妮也从中获得了许多帮助，学会了如何通过训练提高自身的耐力，如何能够跑完较长的路程，如何做到坚持不懈（即使是在筋疲力尽的情况下）。

“不论工作面临的风险有多大，我都会把自己设定的目标与马拉松训练计划进行比较，并告诉自己只要努力，再大的困难都能克服！”

通过这种方法，斯蒂芬妮便能卸下思想包袱，重新振作起来！

医生留言板

护理双脚

健康的双脚始终都在为它的主人默默地作贡献，而疼痛的双脚却会阻碍人们进行正常的运动锻炼。实际上，许多脚部疾病在家中就可以治愈，因此请不要再为自己的懒惰找借口了！只要你小心护理自己的双脚，它们就会帮助你保持健康。以下是一些预防与治疗脚部疾病的家用方法：

- 脚跟皲裂。你的脚跟皮肤是否发黄、干燥并且还出现了裂痕？大多数情况下，这些问题是真菌感染造成的。洗过澡后，你可以用浮石、锉刀甚至是剃刀（需要小心）来清除脚跟上的皲裂厚皮。将脚跟上大多数厚皮都清除掉之后，可以使用抗真菌软膏或茶树油小心地涂抹脚跟。如果每次洗澡之后都采用这种方法清理，脚跟皲裂的问题就会得到解决！
- 脚部异味。这种问题也是由真菌感染引起的。保持脚部的清洁与干燥，经常换洗袜子。在公共体育馆或更衣室里不要光脚走路。每天涂抹一次抗真菌软膏。扔掉散发臭气的鞋子，换成新鞋。
- 水泡。在脚部容易出现水泡的地方涂抹凡士林或其他防护软膏，这样可以有效减少鞋子对脚部的摩擦。或者你可以穿两双袜子（尤其是在徒步旅行的时候），较薄的一双袜子穿在里面。如果你的脚部出现了“热点”（发红且疼痛，但还不是水泡），应立即使用厚绒布对其进行保护。

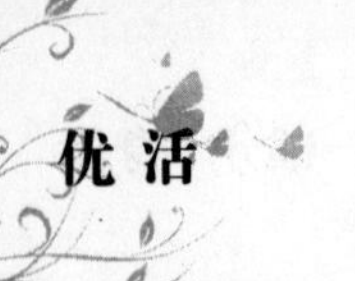

- 趾甲内翻。经常修剪趾甲，以便双脚更加轻松地完成跑步或走路任务。注意应横向呈直线形修剪趾甲，而不要将其修剪成曲线型，以防趾甲向内生长。
- 跟腱萎缩及脚部疼痛。每年均要测量一下自己脚的大小，中年发胖会使脚的尺寸发生改变。选择穿宽松、舒适的平底鞋，以防脚部出现跟腱萎缩及疼痛等问题。
- 经常去看足科医生。切记足部健康的重要性，好好呵护你的双脚。如果你的脚部出现了疼痛，请及时去咨询足科专家的意见。

随笔　“穿越时空”的散步

绕着街区沿逆时针方向散步，把自己的思绪带回到以前的生活中。回到家中之后，坐下来想象一下自己出生之前会是什么情形，写下散步时的思想经历。然后站起来，走出家门再绕着街区沿顺时针方向散步，此时让思绪穿过这些年你的人生经历。回到家中之后，坐下来写完你在“穿越时空”时的思想经历。

酷行动

快速转动双脚

在睡觉之前，你可以采用这种锻炼方法平静思绪、压制潮热、改善睡眠。

方法：双脚并拢，双腿伸直，平躺在地板或床上，双手放于小腹之上。双腿以髋部为轴向内、向外有节奏地滚动，脚趾做分合运动，向外侧滚动时双脚小趾轻敲地面或床面，向内侧滚动时双脚大脚趾相碰，交替进行。在整个锻炼过程中，双脚脚跟应始终保持并拢。双脚转动速度越快，锻炼的效果越明显。开始锻炼时，你可以重复100次这种脚部动作，接着再渐渐增加至500次或更多。在锻炼结束时，双脚慢慢停下来，然后放松，张开嘴自然呼吸，充分享受“能量”在脚底流动时所产生的舒适感。

至少尝试一次的事情

- 收缩腹部肌肉。在走路时，有意识地让腹部肌肉运动起来。将腹部肌肉视为“腰带”，让其保持在一种轻度收缩状态。
- 参加长距离运动。参加马拉松比赛或步行走完马拉松一半的赛程。根据自身的健康状况设定锻炼目标，逐步实现。在锻炼时穿着舒适的运动鞋（不要穿新鞋），戴好帽子，每两个小时涂抹一次防晒油，并注意补充水分。
- 尝试一下足底按摩。双脚像一面镜子，可以反映出人体的健康状态。通过按摩双脚，有助于缓解周身各处的不适。注意按摩时不要用力过度。做完足底按摩之后多喝些水。

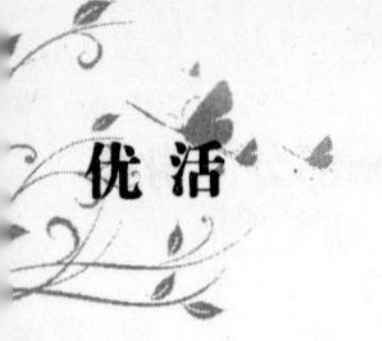

停下来休息一下

在来到中年这个人生的新起点时，请停下来休息一下。忘记争名夺利的烦恼，让心情平静下来。

停下！现在是休息时间！在来到中年这个人生的新起点时，请停下来休息一下。至于停多长时间，这完全取决于你自己，你可以选择休息一会儿、一个周末、一个夏天或一年。忘记争名夺利的烦恼，让心情平静下来。

在你休息时可能发生什么糟糕的事？如果你一天没有洗澡，你的朋友与家人会不理你吗？你离开工作岗位一天，整个世界会崩溃吗？如果这个周末你推迟住房维修计划而选择去看电影，你的房子会塌下来吗？不会，对吧？那就这样去做吧！或者什么都不做，尽量为自己留出长一点的休息时间。

小试验

如果你总是要为自己无法停下来休息找借口，那么就做一下这个试验。试验的主题是“什么事都不做”，尽可能地停下来休息。

不要认为自己是在偷懒或浪费时间，专心地做完这个试验。准备好了吗？行动！

好好利用“红灯时刻”

离开时间过长，办公桌上的文件会越积越多，这我当然知道。然而，小憩一会儿却可以恢复你的精力。每次在路上遇到红灯时，我都会把它看成是一种警示标志——提醒我该休息一下了。红灯只是让人休息一下，而不是停下来不动！所以我们应该好好利用“红灯时刻”去放松，你觉得呢？

下次再遇到红灯的时候，不要担心自己会迟到，稳定心神，把思想都集中到自己身上。注意你的呼吸，面带微笑，放松双肩与下颌，坐正身体，均匀呼吸，让思想伸展开来。每到“红灯时刻”，你都要试着发现真实的自我。这样一来，当绿灯亮起来后，你的精力会变得更加充沛与集中，然后再继续行程。

随笔

放飞思想

在旅行时写些东西或许是一种享受，但却不是一种很好的放松方法，所以请把你的笔留在家里吧。找一个舒适的地方，坐上半个小时或更长时间，观察四周的事物，放飞思想，无需任何约束。感觉自己的呼吸，注意风景、声音与气味等。旅行回来后，详细写下你感官上的经历。

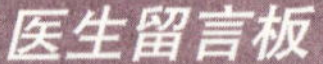

围绝经期

围绝经期问题其实并不是真正的疾病，但它却很让人苦恼。围绝经期女性的卵巢功能衰退，导致其体内激素水平下降。进入围绝经期的女性会受到衰老、皮肤干燥与骨质疏松等问题的困扰，许多人会把药物当成是最后的救命稻草。

实际上，度过金色年华之后，女性会自然地过渡到绝经期。在英语里，“绝经期”一词指的是“月经消失”的意思，但是这种消失变化却不是立刻就能完成的，它需要持续数年之久。绝经所带来的也并非都是坏事——绝经期女性再也不必担心月经、怀孕与经前期综合征的问题。

我承认围绝经期是一段让女性饱受痛苦的过渡时期。许多女性都会出现身体不适（如皮肤干燥、潮热）和情绪波动（情绪总是处于过激状态）。

如果出现了一些围绝经期的不适症状，你可以在传统医学中寻求帮助，激素替代疗法并不是唯一的治疗方法。另外还要注意，在围绝经期进行性生活时，你仍然需要实行避孕措施。你也许也听说过有些女性在围绝经期怀孕的事。

男性在此期间会出现怎样的变化呢？在这个年龄段，男性体内的雄激素水平也会下降。在体内雄激素水平下降的过程中，有些男性也会出现一些身体方面的问题，如抑郁、性功能障碍以及盗汗。

总体来说，现在有许多缓解围绝经期不适的方法，所以请不要再为此担心，让你的这段生命焕发出应有的光彩吧！

酷行动 屏气锻炼法

丹学瑜伽中有一种屏气锻炼法，它可以催动体内郁结的“能量”，疏通经络。

方法：双脚分开与臀同宽站立，深吸一口气，双手交叉手心朝上，举过头顶，双肘伸直。屏住呼吸，身体面向前方，尽量向一侧弯曲。注意自己身上出现的疼痛点（疼痛感出现的地方）。坚持一段时间，然后尽情呼出体内气体。呼气之后，站直身体，反方向重复此套动作。

至少尝试一次的事情

- 选择单项任务。一次能完成多个任务固然很好，但是如果你对此还有些把握不住，那么就请选择单项任务，把精力全部集中到一件事情上。
- 自我调节。你是否感到疼痛或疲倦？找一块铺有地毯的地方，躺下休息 10 分钟，让重力帮助你恢复。在小腿下面放一个枕头（如果这样做可以让你感到舒适的话）。
- 凝望墙壁。美国现代著名画家乔治亚·艾琪芙在绘制下一幅画之前总是要花几个小时凝望白色的墙壁。
- 购物疗法。将衣柜里那些丑陋、老式的衣服扔进垃圾桶里，买些新的回来。

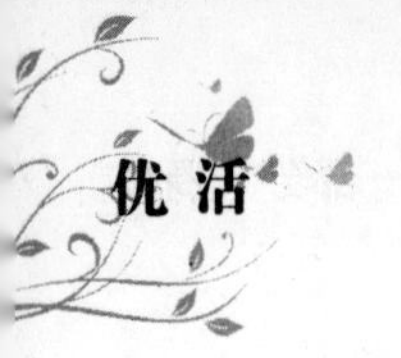

做球类运动

球类运动通常是集体活动。你可以从中体会到与他人合作的乐趣。当然，前提是你得有时间去玩。

你喜欢球类运动吗？球类运动几乎是人类生活的重要组成部分。球可以为人们带来许多乐趣，让人放松。请你关掉电视，到空气清新、阳光明媚的户外进行亲身体验。

体会合作的乐趣

球类运动通常是集体活动。你可以从中体会到与他人合作的乐趣。当然，前提是你得有时间去玩。

你喜欢玩什么球？你小时候玩过壁球吗？我玩过。用球棒或球拍将球打向对面的墙壁，球反弹回来后再将其打出去。长大以后，我把球换成了大号的，这项运动的强度也相应增大了。

和孩子一起玩霍伯曼球

你听说过霍伯曼球吗？也许你曾见过这种时尚益智的玩具，只是不知道它叫什么名字而已。它是一种多面球体玩具，色彩明亮，

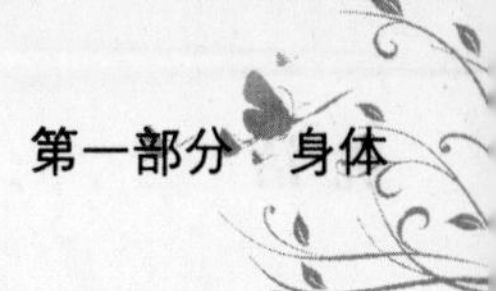

可以伸缩变形。在我看来，霍伯曼球是世上最酷的一种球类玩具。如果看到这种玩具，你一定会像其他人一样喜欢上它的。

不局限于球类运动

如果没有球，你可以选择做些别的运动，只要它能为你带来乐趣！孩子们几乎都是通过玩耍来认知新事物的，如今，越来越多的人认识到了“玩耍”的重要性——不仅仅是孩子们。

随笔　球的作用

大到天体，小至原子，世上有许许多多球形物。将自己想象成原子核，将与你有关联的人想象成围绕原子核旋转的电子，然后用彩色铅笔绘制出你与周围人的关系图。看一看谁在最内层？谁在最外层？两个“电子”之间以及你与“电子”之间都存在着哪些关联？哪些“电子”的位置最近出现了变化（远离了中心地带）？

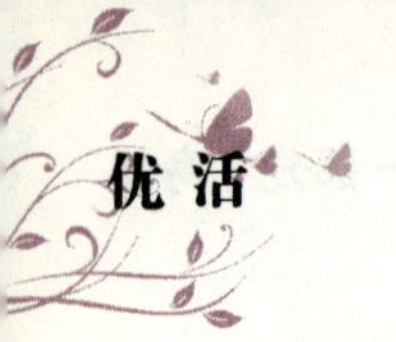

医生留言板

前列腺问题

前列腺是男性特有的器官，可产生前列腺液（精液的主要成分）。为什么现在要提到前列腺呢？因为这个器官日后会引出大麻烦，例如最为常见的前列腺增生、前列腺癌与前列腺炎。

良性前列腺增生患者的前列腺增大，挤压尿道。如果某位男性出现了排尿困难、尿频与尿急等症状，那么他的前列腺可能出现了增生。

对于年龄超过45岁的男性，前列腺癌带来的死亡威胁仅次于肺癌，排在癌症致死率的第二位。前列腺癌很难被早期诊断出来，因为它的症状不是十分明显。有些前列腺癌患者会表现出类似于前列腺增生的症状，有时还会出现尿血、精液带血与背疼的问题。前列腺炎患者会出现排尿或射精疼痛、尿血与睾丸疼痛等症状。

如何护理好前列腺？简单地讲：多做屈身运动、多吃西红柿。建议男性每年做一次检查，尽早发现前列腺问题。另外，还可以要求做一次前列腺特异抗原检测。

研究发现，烹制过的西红柿具有预防前列腺癌的功效。你可以通过因特网了解更多有关食物与草药预防前列腺疾病方面的信息。

据研究，射精次数多的男性患前列腺癌的几率较小，所以请不要把性生活单纯地看成是一种取悦的行为。

酷行动 健身球平衡锻炼

你是否曾尝试过使用一个大型健身球作为自己的办公椅？这是一种很好的做法！健身球柔软而又有弹力，可以使你保持背部挺直，最重要的是它还可以改善你的平衡能力！因为健身球不稳定，需要坐在上面的人自己保持身体的平衡，而要做到这一点，你就必须用到许多深层肌肉。这是一项极具挑战性的平衡练习。我至今还没发现有谁能够长时间地坐在健身球上而不会掉下来，所以在尝试锻炼的时候，你需要加倍小心！通过这种平衡锻炼方法或反弹锻炼方法(较为轻松的有氧锻炼方法)，你可以从健身球运动中获得无穷的乐趣。

至少尝试一次的事情

- 参加一场舞会。你可以到大礼堂参加经典的传统舞会，也可以去舞厅参加时尚的迪斯科舞会。
- 举办游戏派对。你可以邀请几个朋友一起玩棋类游戏、纸牌游戏或其他室内游戏。
- 网球按摩法。你有背疼的毛病吗？如果有，试一下这个方法。将两个网球塞入一只袜子里，然后系紧袜口。你可以躺在地板上或后背倚靠墙壁，夹住两个网球，使其分布在脊柱两侧。你也可以将两个球夹在任意一处能够使你感觉变好的位置。
- 迈出锻炼的第一步。坚信锻炼可以改善健康状况，并为此投入必要的时间与精力。

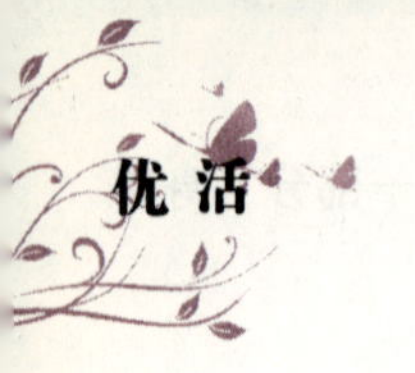

提防有害食物

我们应该始终怀有一种适度心理，凡事都要适可而止。这种处世哲学不仅可以指引生活，还能帮助你避免因食入过多人造食物而引致的风险。

我曾在前文中提到过咖啡——这种让我无法舍弃的饮品，虽然我不能不喝它，但我还是改掉了向咖啡中加人造奶油的习惯。你知道人造奶油吗？它是一种人工合成的甜味液体，具有多种风味，但没有营养价值！

保持戒备心理

如今市场上充满了诱人的食品，简直让人难以抗拒。食品商了解人们对某种食物（尤其是诱人的食物）的戒备心理不会一直存在。这是事实。然而，为了健康着想，我想我们还是要尽量做到对自己放入嘴里的食物负责。

市场上出现了越来越多的新奇食物，它们的营养价值无从谈起，更不用提食物内残余农药、生长激素方面的问题。

请认真观察一下这些食物的制作原料。虽然这有些费事，但毕竟它们是要吃下肚的食物！

凡事都要适可而止

有个人曾在20年的时间里平均每天都吃上两袋由微波炉烹制出来的爆米花，结果这个人患上了一种被称为“爆米花肺病”的疾病。你听说过这件事吗？他所患的疾病在医学上又被称为“闭塞性细支气管炎”，致病因子为爆米花的调味剂——联乙醯。后来这个人把爆米花厂家告上了法庭，结果厂家不得不使用别的调味剂取代危险的联乙醯。所以，我们应该始终怀有一种适度心理，凡事都要适可而止。这种处世哲学不仅可以指引生活，还能帮助你避免因食入过多人造食物而引致的风险。

除了适度进食外，下面是我的一些建议：

- 去商店买东西时，最好在天然健康食品货柜挑选食品。
- 在买肉类食品时，去专门的肉食商店或肉食专柜。
- 学会看食品包装上的营养标签，养成比较购物的好习惯。
- 自己种植水果和蔬菜，或到农贸市场购物。

家庭自制食品的好处

我想大家应该远离那些诱人的人造食品，把更多的注意力放到自然食品——那些营养丰富而又容易吸收的食物上。

在我小时候，母亲每到星期三都烤面包给我吃，如白面包与焦糖面包，感谢我亲爱的母亲！

几十年来，我们逐渐远离了儿时的美味。实际上，我们小时候吃的食物仍然具有一定的价值，即使单从寻找乐趣的角度出发，这些美味也完全可以满足你的要求！

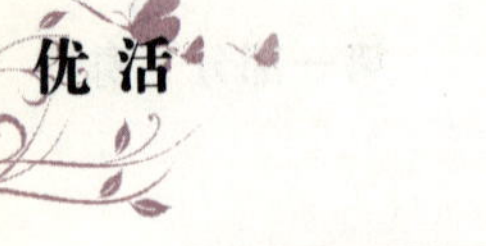

医生留言板

大肠杆菌的故事

从前，有一个叫E的大肠杆菌（大肠杆菌学名：*E. coli*），它与兄弟姐妹们一起住在农场母牛的肚子里。开始时，大家生活得比较安宁，一切都很好。但是后来E所在的母牛瘦得皮包骨。为了能让母牛长胖，以便卖更多的钱，农场主喂给母牛一种名为“抗生素”的药品。实际上，农场中还有很多瘦得皮包骨的母牛，所以农场主决定把抗生素放在水中，这样所有的牛都能摄入这种药品了。后来，牛果然长胖了，农场主自然高兴。

然而，对大肠杆菌而言，抗生素的到来就是一场灾难。许多大肠杆菌都死掉了。但是E与其他顽强的大肠杆菌活了下来，并且还形成了“耐药性（AR）”。形成耐药性的大肠杆菌不再惧怕抗生素的毒害，而且与普通大肠杆菌相比，它们会长得越来越大。

后来，一群AR大肠杆菌离开了母牛的身体，落到了牧场草地之上。一些坚强的AR大肠杆菌随着雨水流到了菠菜地里，并栖息在这块绿色的庇护区内。菠菜成熟的季节到了，AR大肠杆菌又随着菠菜进入了人类的肠道之中。

接下来我们再说一说留在牛肚子里的那些大肠杆菌。牛长大了，农场主就会把它们送到屠宰场。在牛被宰杀之后，E与它的伙伴们就集聚到了绞碎的牛肉之中。有些牛肉被彻底烹制成了熟食，里面的大肠杆菌全部被消灭；而有些牛肉则没有做熟，其中的大肠杆菌最终也到了人类的肚子里，与菠菜地里的那部分超强大肠杆菌汇合。

进入人类的肚子里之后，E 与其他 AR 大肠杆菌便开始肆无忌惮地撕扯肠壁，引发大规模的感染。药物再也无法奈何这些微生物，医生变得束手无策——他们一次次软弱无力的尝试只会被这些无敌的 AR 大肠杆菌嘲笑。

知道我讲这个故事的目的了吗？没错，一定要买不含抗生菌的肉类，并且把它们彻底做熟之后再吃。

随笔

健康饮食

昨天你吃了什么？昨天已然过去，今天又是全新的一天，做一个全新的自己吧！始终要记住这一点，今天你所吃的食物可以决定明天你的健康状况，所以请尽量吃一些健康的食品，如花椰菜、鱼肉、胡萝卜以及粗谷类面包。现在准备一桌健康的食物，开始做全新的自己吧！

酷行动　　胃肠锻炼

“我不记得自己什么时候做过胃肠锻炼。”这就是我第一天参加丹学瑜伽课时心里的想法。丹学瑜伽可以锻炼人的腹部肌肉与骨盆，还可以“温暖”肠道，使人体内“气”的流通速度提高。

方法：双脚分开与臀同宽，可以采用站、坐或卧的姿势，双手置于小腹之上。有节奏地按压小腹肌肉：按下，松开，按下，松开……用手轻拍或按摩出现紧缩感的部位，用嘴呼气。注意不要锻炼过度，因为那会导致胃肠不适。刚开始锻炼时，重复按压 **50** 次即可，然后再逐渐增加至 **300** 次。在锻炼的最后阶段，用双手沿顺时针方向按摩小腹。

至少尝试一次的事情

- 为食物添加更多色彩。绿色沙拉似乎有些单调，实际上，蔬菜搭配的颜色越多，所含的维生素等营养物质的种类也就越多！尽量选择多种颜色的蔬菜，颜色越鲜艳越好。选择吃深绿色的生菜，而不是那种颜色发白的。另外，五颜六色的水果沙拉也是非常健康的食品。
- 不用人工调味剂，烹制纯天然食品。
- 在一周内不吃快餐。在做到一周不吃快餐之后，再尝试一个月不吃！
- 做些经典口味的食物。想一想过去曾经吃过的美味，做一些儿时最爱吃的食品。

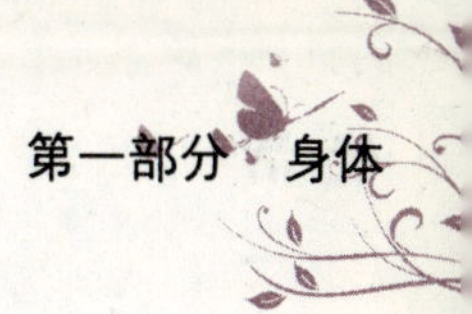

给身心减负

体内淤塞的“能量”就像是一座堤坝，阻碍“气”的循环流动。清理体内的淤塞“能量”，让经络中的“气”再次流通起来。

刚一看标题，也许你的第一反应就是减肥，对吗？你的想法是对的，但却不全面。每个人都很关心自己的体重，尤其是中年人。再苗条的女人到了40岁之后也难免对自己的体型产生种种忧虑。一般情况下，随着年龄的增长，人的体重会不断增加。

如果你真的需要减肥，那就行动起来吧，与我和培基医生一起努力，减掉那些多余的脂肪。

处理掉多余的东西

通常，每个人都会像我所总结的那样度过前半生：20岁时，创业与寻求爱情；30岁时，养家糊口；40岁时，发现生活有些身不由己。到了50岁，看一看自己身边的变化吧！孩子们像小鸟一样飞到外面闯荡，家里变得安静了许多。

这个时候，我们应该好好地整理一番！将办公室、家里的房间、车库、汽车、电脑、电话本、衣柜、梳妆台及珠宝盒等都清理干净。

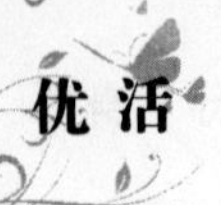

让人生进入新的起点！

在开始新生活之前，把该清理的东西全部清理掉！

分发宝贵的东西

听说过“冬季赠礼节”吗？它是印第安人举行的一种聚会，起源于太平洋西北部的土著部落。在聚会上，主人会仪式性地为男女宾客发放礼物。

听起来很有趣，是吗？将自己长期以来当作珍宝收藏的物品分发给别人，这是多么“酷”的一件事！

随笔 **抛开负担**

想象一下自己没有任何压力时的情景，不受体重、环境、困难或其他因素的困扰。写下自己内心的感受，例如，你的脸庞有多么美丽、你的双脚有多么灵活、你感觉有多么轻松、你的研究取得了多么大的进展、你的房间有多么整洁以及你有多么高兴等等！反复地阅读你所写的东西，激励自己。

医生留言板

节食与减肥

肥胖对人类健康的威胁越来越大，从糖尿病到心脏病、关节痛及许多其他健康问题都与肥胖有关。其实，减肥的方法很简单，那就是燃烧体内的热量。

节食并不会起到良好的减肥效果，至少不会起到长期的效果。为什么会这样？人类在进化过程中经常会交替面对食物充足与饥荒的情形。过去，每到食物充足的季节，人们就会长胖，为饥荒时节做储备。当人们处于饥饿状态时，人体首先会分解肌肉组织中的糖原，而不是脂肪。如果人体内脂肪与肌肉的比例变大，那么这个人的新陈代谢率就会降低。而新陈代谢率降低，人在食物充足的情况下就更容易长胖。所以不要节食，要采取正确的减肥方法。

在现代家庭餐桌上，你会发现许多糖类食物、精加工食物以及人造食品。实际上，常吃这些东西会损害人体的新陈代谢能力。糖尿病、肥胖症与消化疾病，这些都是我们自找的。人体始终都会保留着原始的代谢特点，把过多的能量储存起来，以便应对日后的饥饿问题。于是对生活在食物充足环境中的人们来说，肥胖便成了一种负担。如果你想减肥，请拒绝垃圾食品。

减肥是一个长期过程，必须循序渐进。你需要慢慢降低热量的摄入，并切合实际地树立短期减肥目标。千万别想在几周或几个月的时间内就瘦下来。注意遵守自然规律，摆正心态，你一定会实现自己的最终目标！

酷行动 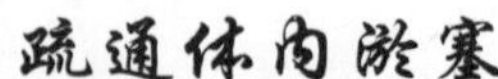

疏通体内淤塞

体内淤塞的“能量”就像是一座堤坝，阻碍“气”的循环流动。你可以通过练习丹学瑜伽清理体内淤塞的“能量”，让经络中的“气”再次流通起来。

方法：两脚平行分开与臀同宽站立，放松。五指弯向手心（没有达到握拳的程度），用手指背侧有节奏地向下刮擦身体两侧，从腋窝至臀部，同时做小幅度的屈膝动作。注意保持身体放松，每次都要最大限度地伸展双臂，想象你的手指可以带动“气”的流通。刚开始锻炼时，坚持刮擦50次，然后逐渐提高至100次、200次。结束后双手自然垂在身体两侧，尽量放松，用嘴呼吸，体会身体两侧“能量”的涌动。

至少尝试一次的事情

- 过一次“冬季赠礼节”。把自己的东西拿出来分给朋友。
- 不要过多地买东西。别在商店里浪费过多的钱，只买自己需要的东西。
- 减少消耗，利用废物。不要总买新的商品！让我们的地球也轻松一些。

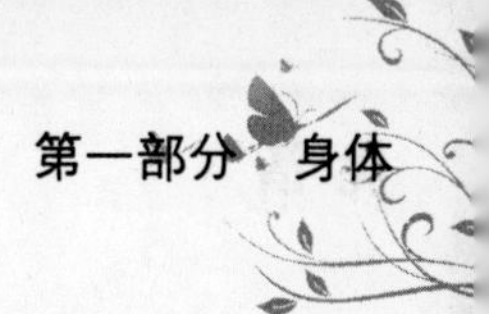

用水疏通身体

水是生命的源泉！人体多种功能的实现都与水有着密切的关系。水可以帮助人体排出毒素，维持人体的正常功能。

水是维系生命的重要物质。在研究某个星球上有无生物的时候，天文学家会将目光着重放到该星球上是否有水这一关键点上。到目前为止，人类已经在火星上找到了水侵蚀的痕迹，进一步的探索工作正在进行中。

在我们居住的这个蓝色星球——地球上，约有三分之二的地表覆盖着水。因为我们有充足的水资源，所以请感到幸运吧！

水是人类的朋友

我们的生活离不开水。似乎这样说还是无法体现出水在人类生活中的重要性。

比较古代东西方文化的差异，你会发现东方人把世界万物的基本元素分为金、木、水、火、土五种，西方人则将其分为土地、空气、火与水四种，水无疑都被认为是重要的元素之一。另外，从日常生活中可以看出这一点。许多人都喜欢在家里安设热水浴缸或在

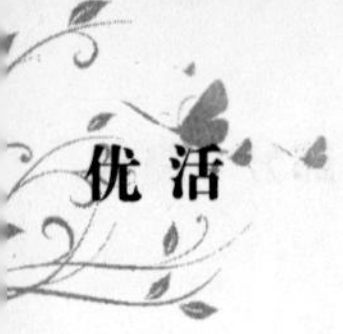

房前屋后建造喷泉与池塘——到处都体现出水在人们心中的价值。

你每天都要喝水、用水烹制食物、用水清洗身体，水是你最好的朋友。然而，随着年龄的增长，人体内的水分会逐渐流失，人也会日渐衰老。我们可以采取适当的方法保持住体内的水分。

为身体补充足量的水

人体多种功能的实现都与水有着密切的关系，如吸收、排泄、温度调节以及大脑思考等等。根据《国际运动营养》杂志所说，当人体脱水程度达到1%～2%的时候，人的身体功能与认知功能便会降低，而当脱水程度达到7%的时候，人便会出现虚脱的现象。

因此，为了健康请多喝水（不包括酒与咖啡）。水可以帮助人体排出毒素，维持正常生理功能。

随笔　身体内的“水世界”

为自己身体内的“水”谱写一首赞美诗，歌颂血液、汗水、眼泪与体液。让体内的每个水分子都像水晶一样闪光！描绘出体内多彩的水世界。

医生留言板

每日补水量

水是生命的源泉！与地表一样，人体内的水也约占体重的三分之二。在没有食物的情况下，人可以存活数十天，而在没水的情况下，人却活不过数天。那么人体到底需要多少水？大多数人每天都要喝 8 ~ 10 杯水来满足体内的水需求。但在运动锻炼或大量流汗后，人体还须补充更多的水。另外，你还应遵守以下两条饮水规则：在口渴之前喝水，喝适量的水。在脱水的情况下，你的肾脏会尽可能地锁住水分，这会使尿液浓缩；而饮水过量，人体健康也会受到影响。

皮肤也能发出缺水信号，当然这种信号相对比较微弱，例如嘴唇干裂与皮屑脱落。皮肤的水合作用都是由内向外进行的，但外部润湿也可以达到改善皮肤缺水的目的。皮肤上涂抹的防晒霜防晒倍数要不低于 15，即使在多云的天气也要使用，每隔两个小时涂抹一次。

我所在的大学里有一位教授，他很少喝水，并经常开玩笑地说："只有鱼才会离不开水！"但实际上，他这样说的目的主要是给自己饮酒的行为找借口罢了。

在补充水分时，你可以饮用运动饮料、水果汁或蔬菜汁，或者自制饮料（1 小勺盐，8 小勺糖，1/4 杯热水，再加一些水果汁）。

过多饮水并不会带来什么好处，甚至还会引起副作用——因为水可以打乱人体内化学物质的平衡。每天的饮水量一般不要超过两升。

酷行动　清洗鼻窦

你的鼻窦是否正常？清洗一下这个地方吧！冲浪运动员或潜水运动者的鼻窦经常得到清洗，但大多数人的鼻窦很少有与水接触的机会，所以我们需要使用洗鼻壶清洗鼻窦。洗鼻壶中的盐水会从一个鼻孔流入，再从另一个鼻孔流出，从而达到清洗的目的。如果患有过敏性鼻炎，那么你可以通过清洗鼻窦的方法来缓解病情。在感冒或咽喉疼痛的时候，你也可以使用这种方法减轻不适症状。

至少尝试一次的事情

- 水中锻炼。对习惯久坐以及患有关节疾病的人来说，水中有氧锻炼是一种极为理想的保健方法。在锻炼过程中，关节所受到的碰撞影响很小，而且能够获得充分放松。
- 多多接触水。参加水边聚会等活动，经常游泳，增加自己对水的热爱。
- 浸浴。在浴盆里撒些盐或香料，并在周围放置蜡烛。在享受浸浴带来的快乐时，再品一杯酒。如果你出现潮热症状，也可以采用按摩疗法来消除不适。
- 多喝水。在节日聚餐时，让酒杯里装满矿泉水而不是酒。行动起来！

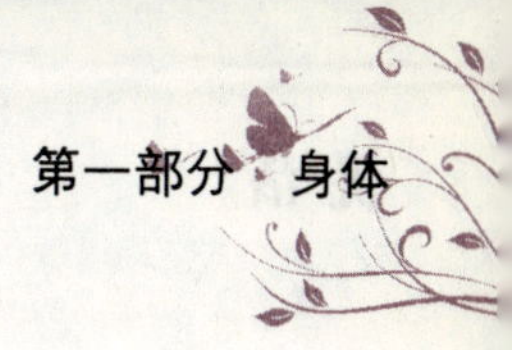

扔掉束身衣

穿束身衣会影响人体血液循环。脱去束身衣，选择宽松舒适的衣物。感觉好比看上去好更重要！

穿束身衣会影响人体血液循环。或许正是出于这种原因，我把自己的文胸全部扔掉了。至少到目前为止，还没有哪种文胸能够让我感到满意。开始我戴的是有肩带的文胸，但肩带总是游走不定，需要不断地往后拽，好让它回到原位。后来我选择了没有肩带的文胸，但同样存在问题。于是我把所有的文胸都收拾起来，扔到了垃圾桶里。最后，我终于体会到了那种久违的自在感。

当心衣物的束缚

男士朋友们，这一章的内容对你们同样有用，虽然你们受到的束缚相对要少些。这里我提到的“束缚”代表了所有束身衣物。请把束手束脚的衣物全部脱掉，因为它们会影响你体内的血液循环。

脱去束身衣，选择宽松舒适的衣物。领带也是束身衣物的一种。然而，还有许多人每天早晨都会习惯性地将它套在自己的脖子上。时尚人士都怀有怎样的看法？影星费尔南多·拉马斯曾经说过：“感觉好比看上去好更加重要！”

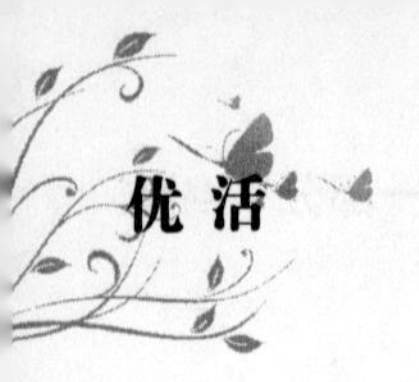

宽松无极限

文胸、紧身裤、连裤袜、领带、背带、人造纤维以及让皮肤发痒的标签……想一想还有哪些，把它们统统脱掉或摘掉。

在第一次去日本的时候，我的朋友麦克发现，东方人比较喜欢穿一体式的衣物（至少传统服装是这样），而西方人却都喜欢穿裁剪式的衣物。

也许不戴文胸并不是唯一的解决方法，随着世界文化的融合以及网络商务的兴起，人们的认识与选择范围都在逐步扩大。我们可以称之为“地球村商场”，只需点击几下便可完成网上购物。

随笔　与身体交流

“倾听身体发出的声音。”医生们曾这样说过。但是如果身体上的某些部位被束缚起来，我们又如何听得到它们发出的声音呢？是时候解放自己了！与整个身体或某个具体部位好好地“聊一聊”，记录下“谈话”内容。记录时要快，不要细心编辑。快速搜寻心中的想法，然后将其写在纸上。在此之后，你的身体与思想将会紧密联系到一起。

医生留言板

早期发现乳腺癌

作为中年女性，我想你周围的女性朋友里很可能会出现几位乳腺癌患者，或者你本身就患有此病。我的朋友中就有七人患有乳腺癌（不包括我的患者）。每位患者都是别人亲爱的母亲、挚爱的妻子、珍爱的女儿或姐妹。

现在情况正在往好的方面发展，乳腺癌诊断技术不断提高，患者的死亡率正逐年下降。然而，不可否认，乳腺癌仍然对女性的健康构成巨大威胁。

那么我们的建议是什么呢？定期做乳腺 X 线检查。

我每年会做一次乳腺 X 线检查，并且我还建议我的患者（超过 40 岁者）也和我一样定期做此项检查。我们要尽量在最早的时间发现乳腺癌。

进行乳腺 X 线检查时，你应做到以下几点：

- 将检查时间安排在月经中期。当你处于月经期时，不应挤压肿胀疼痛的乳房。同样的道理，月经前也不要做这项检查。
- 保持安静。在做乳腺 X 线检查时，患者需要保持安静。严格按照检查人员要求的去做。

除此之外，我们有必要每月做一次自我检查。在洗澡或躺在床上的时候，用心彻底感觉一下自己的乳房。但需要注意，不要在每月乳房出现疼痛的时候进行自我检查。

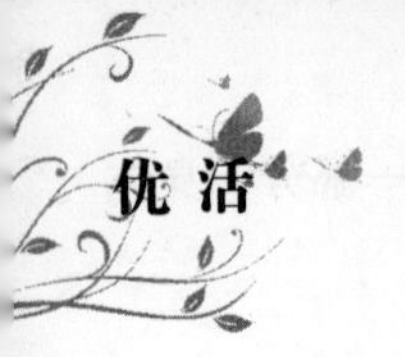

酷行动　轻叩肩部和胸部

当身体内的“气”受到堵塞时，你可以采用轻轻叩击的方法让其流通起来。因为许多人在白天必须要穿戴文胸，只有在晚上才可以摘下放松一下，所以这里我要介绍一种方法来保护女性的胸部。

方法：右手合拢呈杯形，轻轻叩击左肩。轻叩 36 ~ 42 下之后，手移向胸部正上方位置，再轻叩 36 ~ 42 下。然后用手按摩左臂与胸部左侧位置数次。接下来再用左手对另一侧身体进行叩击按摩。

至少尝试一次的事情

- 定做衣物。虽然这样做需要花费很多钱，但是朋友，人过中年的你完全有理由为自己定做一件既美观又舒适的衣服。
- 脱掉文胸。如果你不是以丰满著称的明星，那么就放弃购买、使用奢侈内衣的想法吧。女式背心或许可以满足你的需求。
- 睡觉时穿宽松的睡袍。
- 购买使用舒适的家具。想多花一点钱让生活变得更加舒适吗？去商场看一看吧。

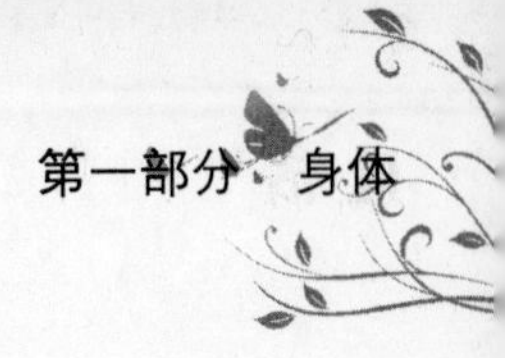

让自己“摇滚”起来

我们的身体发生了变化，再不会有以前那样的魅力，没有人会青春永驻！然而，在皱纹与灰发下面，我们依然怀着一颗热情的心。

在“身体”部分的最后一章，我们来讨论一下与性有关的问题。好吧，就从我的老朋友朱恩说起。

朱恩 50 岁的时候，我才刚到 30 岁。在一次谈话中，我们不经意地谈到了中年人的性生活。我不记得这段谈话是怎么开始的，但是她在谈话中说到自己的经历却让我记忆犹新，因为当时我对此颇感意外。

“哦，老天！”朱恩双手托面说道，“这不是什么好现象，你知道，我总是在控制自己，或者说让自己变得正常点。”此时她的脸红了起来。

看懂了吗？没关系，我们先来讨论一下男性朋友们。

性生活与药物

几年前我参加了一次高中同学的聚会，那时我的高中生活已经过去了 20 来年。在聚会上，我得知克里斯与他父亲一样成了一位医

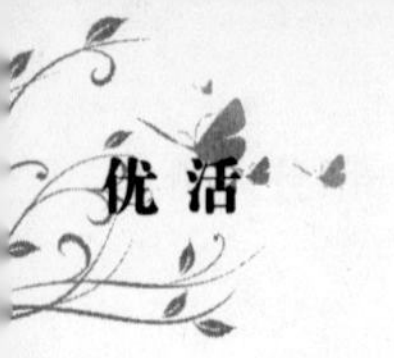

生。实际上，他父亲是一位妇产科医生，而他是泌尿科医生。与克里斯坐到一起之后，我想找些有关泌尿科的话题和他聊聊，于是我想到了当天在报纸上看到的一篇有关勃起功能障碍治疗药物的报道。

“那么枸橼酸西地那非片（伟哥）怎么样?”也许是我的声音太大了，周围的那些家伙都惊讶地望着我们两个人，这时我才感到这句话的不妥。对面同样尴尬的克里斯医生立刻回答说：“用起来挺好!”这才让大家松了口气。

“很多人买这种药吧?”我问。

“很多人买！我连药方都写不过来，于是我把这类药方事先写下来，然后打印多份以备使用。现在我只要在上面签个名就好了!”克里斯回答。

独身女士

有些人到了中年阶段便失去了性生活的欲望。美国退休人员协会的一项调查显示：在参与调查的**45**岁（或年纪更大）的女性人群中，**14%**的人在**6**个月内没有进行过性生活，**12%**的人认为没有性生活自己过得也很幸福。

对于喜欢单身生活的现象，人们做出过很多解释（从解剖学角度到心理学角度)，并将单身爱好者的心理划分为两种类型：对性生活不感兴趣和找不到相爱之人。医生们认为，单身者是否有性生活完全是她们自己的事，与其他人无关。但是如果你发现自己对性生活不再感兴趣，那么你就应该认真地对待这个问题了，找到其中的缘由所在。

医生留言板

中年人的性生活

我们在年轻时是否曾想过50岁中年人的性生活？不曾想象，对吧？“这些老家伙们还能过性生活吗?”现在，我们都变成老家伙了，但是我们还需要性生活，不是吗?

中年人的性生活是否会发生变化？变好还是变坏？这些问题并没有一致的答案。有些中年人的性生活次数变多了，有些人则变少了；有些人的性欲变强了，有些人则变弱了；有些人的配偶变了，有些人则没有变……世界上的万物都在变化，中年人也不会像自己年轻时那样过性生活了。

我们的身体发生了变化，再不会有以前那样的魅力，没有人会青春永驻！然而，在皱纹与灰发下面，我们依然怀着一颗热情的心。

身体功能与体内激素的分泌会随着青春的流逝而慢慢衰退，性欲减退也是很正常的。但不要让这些因素剥夺了你的“性”趣。与丈夫好好地聊一聊，使用润滑油来减少摩擦带来的疼痛，在性生活之前可以进行爱抚。

珍惜你的性生活，怀着积极的心态面对一切变化！

酷行动 翻滚锻炼

翻滚锻炼又叫滚背锻炼，目的是使僵硬的脊柱得到放松。

方法：坐在垫子或铺着地毯的地板上，双手抱膝至胸前，后背拱起，下颌微缩。深吸一口气，呼气时向后翻滚。接下来在吸气的时候向前翻滚并坐起来，然后臀部离地，用脚支撑，坚持一小会儿，再向后翻滚。重复做10次。

至少尝试一次的事情

- 做点“疯狂”的事情！兴奋的情绪可以促进体内“气”的流通。
- 保持积极的心态。无论身在何处，面对何种事情，都要怀有积极的心态，时刻提醒自己生活有多么美好！

随笔 引申的意思

“摇滚”这个词不仅代表一种热情的音乐，你从这个词中看出了哪些意思？邀请朋友一起做个有趣的游戏。大家说出至少50种“摇滚”引申出来的意思——最好是一些有创意的意思。另外，你也可以到因特网上搜索一下，找一找与这个词有关的其他意思！

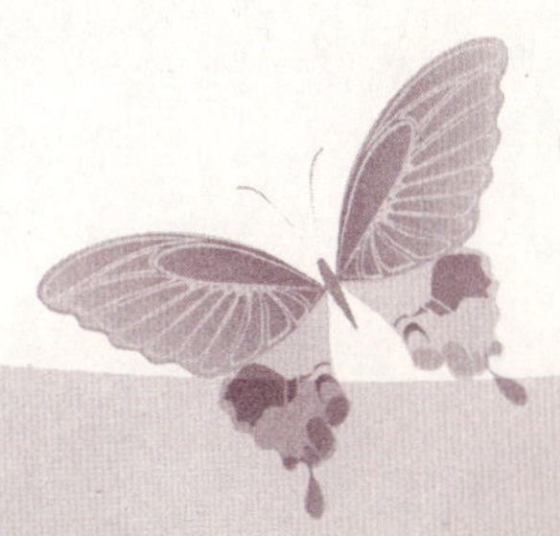

第二部分

头 脑

活到老"写"到老

解决记忆衰退问题的最好办法是随身携带纸与笔，养成良好的记录习惯。在头脑印象变得模糊的时候，你可以拿出记事本帮助自己重拾这段记忆。

你听过这样一个笑话吗？艾玛与伊维正在谈恋爱，一天艾玛突然对伊维说："伊维，我们应该考虑一下后面的事情。"

"我总在考虑。"伊维说。

"是吗？"艾玛睁大眼睛说，"我还不确定。"

"我很确定！"伊维说，"每次我坐在这里的时候，我都会看看椅子后有什么！"

好记性不如烂笔头

本章我们将介绍一下头脑——这个用来记与忘、学与想以及实现其他功能的人体部位。

我们先从记忆流失开始讲起，因为它困扰着所有中年人。解决记忆衰退问题的最好办法是随身携带纸与笔，养成良好的记录习惯。在头脑印象变得模糊的时候，你可以拿出记事本帮助自己重拾这段记忆。当然，电子记事本也可以达到这一目的。如今市场上出现了许多种电子记事本、电子日程表与其他电子记录装置，然而，我更倾向于使用纸与笔这种古老的记录方法，因为我可以在纸上随心所欲地涂写任何东西，还可以节省电池。

挂在脖子上的头脑

我的朋友玛丽总是把一个记事本挂在脖子上，以便随时记录东西，她把这个小本子叫做“挂在脖子上的头脑”。在最近的一次假期中，她无论走到哪儿都会拿出本子记录。一位上了年岁的店主不解地问她为什么要这样做，玛丽回答：“我现在变老了，记性越来越差，什么事情都记不住。”

老店主说道：“好吧，那么请你走出门外，再走回来，之后再回答我这个问题。”店主与玛丽都笑了。在店主的一再坚持下，性情温和的玛丽果真这样做了。再次进入商店之后，玛丽来到店主面前，指着记事本说：“这是我挂在脖子上的头脑，我把平时的许多想法都写在了里面！”老人满意地点了点头。

潜意识的发掘

除了记录东西以外，记事本还有近乎神奇的用途。当你书写自己思想的时候，尤其是在不受意识约束的情况下快速、自由地写出心中所想的词语时，你会从这些词语中获得许多灵感。

这就是为什么许多指导性书籍鼓励人们进行自由书写的原因：如果在记事本上写字的速度超过老师讲话的速度，那么你就会听到自己思想深处发出的声音。你可以采用这种方法开发自己的潜意识，认识很少被利用的那部分大脑。虽然潜意识里的想法缺少逻辑性与规律性，但是它却值得我们关注。在看记事本的时候，也许你会发现许多似是而非的词语，这些词语是否能够触动你的灵感？它们是否是潜意识为你提供的线索？

活到老“写”到老

我在报纸上的一篇文章中看到这样一种说法：也许未来只有书法家还会用笔写字。文章还指出草书很可能被划分到濒危的艺术种类里。随着教室与办公室里电脑的普及，人们更多的是使用键盘完成文字的输入，越来越多的人正在慢慢淡忘用手写字的感觉。

并不是只有书法家需要写字，至少在你的生命走到尽头之前，“白纸黑字”这种文字记载方法还不会达到濒危的地步。用手写的方式做记录既可以锻炼自己写字的能力，又可以帮助自己记住某些重要的事情，你有什么理由不接受这种一举两得的方法呢？不要在乎自己写的字是否好看，要知道你的字体是独一无二的。尝试着在纸上为自己的爱人写首打油诗；为自己非常关注的人写生活日志（如你的儿孙），有一天你可以把日志作为生日礼物交给他；编写自传；记录下某道菜的做法。你的子孙会将你留下来的字迹视若珍宝，所以请为他们多创造一些财富吧！

医生留言板

中年人的记忆

记忆大体可以分为两种：内隐记忆与外显记忆。

我们通过内隐记忆学习并记住某种技巧性的东西，这种记忆存留的时间很久。例如，几年不骑自行车后，我们仍然知道如何去骑车。

外显记忆是有意识的、可以描述出来的记忆，如对人物、地点、事件与物体的记忆。外显记忆又分为暂时记忆、近期记忆与长期记忆。凭借暂时记忆，你可以想起不久之前所做过的事情，例如几分钟前你所换袜子的颜色。长期记忆指的是有关童年时期的记忆，这种记忆会长久地埋藏在人们的心底。近期记忆的时效性界于前面两种记忆之间，例如我们可以回想起早餐所吃的食物以及停车的车位，这些都得益于近期记忆。实际上，在人们逐渐衰老的过程中，近期记忆能力所发生的变化最大。人的记忆与大脑海马区有关。

除了衰老之外，以下因素也能影响到近期记忆能力：抑郁症、围绝经期、滥用药物、头痛以及脑卒中等等。

以下做法可以增强你的近期记忆能力：

- 定期做有氧运动。
- 学习新知识，多做一些益智游戏，如猜字谜。
- 尽量保持自己对生活的控制感。事实证明，能够做到这一点的人其记忆力都要好一些。

如果发现自己出现了健忘症状，不要惊慌，放松下来，集中注意力，在大脑中把所要记住的人或事物形象化。在回想某个词时大声朗诵，激起自己对这个词的记忆。

制订详细的计划，尽可能地组织好你的生活。例如，在门旁设置一个“钥匙存放处”，每次都把钥匙放在那里。在与某人第一次见面之后，反复重复他的名字；在学了新的知识之后，反复回想自己所学的内容。在学习期间，尽量集中注意力。利用联想的方法加强记忆，例如，在刚刚认识某人之后，你可以这样问自己：“他的名字会让我联想到什么?”然后再一边重复他的名字，一边想那个出现在你头脑中的事物。你可以利用这些方法提高自己的记忆能力。

随笔

来自头脑深处的倾诉

养成经常用笔记录的好习惯，防止记忆的流失。在清晨心情平静的时候，打开记事本，写下几张纸的内容。只要自己能看懂，省略不必要的虚词与句式，让思绪不受拘束地映现出来。在此期间，要尽量把心中所有的想法都写出来，以免过后忘记。培基医生建议患者用写字的方法消除自己心中的忧虑。在把忧虑的事情写出来之后，这一天的心情都会变好许多！

酷行动　预防手腕部劳损

重复性动作损伤（如腕管综合征）的治疗需要患者承受很大的痛苦，所以人们应当将预防工作摆在第一位。如果你的手或胳膊出现了刺痛感，千万不要忽视这个问题，应当积极寻求治疗！应经常伸展放松自己的身体。下面是我的做法：

- 摇摆手臂。站在一处空地上，前后摆动双臂，让其尽量伸展。重复做 10 ～ 20 次。如果你需要整天坐在电脑前打字，那么我建议你每隔一个小时做一组这种运动。
- 推手运动。双手手心相对合在一起，提起双肘，直至手掌与小臂形成直角。然后用一只手的手指推动另一只手的手指倾向一侧，接下来再向相反方向重复这一动作。

至少尝试一次的事情

- 服用银杏叶提取药物。关于银杏叶是否具有增强大脑记忆力的功效这一问题，目前还没有确切的答案，但我们也不妨一试！
- 尝试芳香疗法。研究证实，熏衣草与薄荷的气味有助于增强记忆力，而柑橘与花卉的气味有助于提高记忆速度。
- 多动脑筋。经常用脑的人记忆力相对较强。所以我们可以多玩一些字谜、魔术等益智游戏，或观看一些采用倒叙手法拍摄的电影。尽可能地让大脑保持活跃的状态。
- 记录生活日志。准备好纸与笔，随时随地记录下自己心中的想法，或自己所做的事情。这会成为一笔独特的财富！

删除没用的记忆

不要总想那些让人感到忧虑、悔恨与伤心的事情，慢慢忘掉这些不愉快的记忆。“有目的地忘记”可以改善人的情绪与人际关系。

我在上一章中重点讲述了记录的作用——它可以帮助你记住某些重要的事情。在本章之中，我还要向你讲一下如何学会放弃记忆。有些时候，记的东西太多也不是什么好事！

别让记忆拖累大脑

有些记忆是不值得留在头脑之中的，况且这些记忆还会拖累我们的大脑。如果你的大脑中装满了那些令人感到痛心的记忆，你会变成什么样？所以，你应该从自己的大脑中删除那些不太重要的、令你感到悔恨及过度忧虑的记忆，轻装上阵，面对未来的生活。

删除没用的记忆

将思想集中在某种事物之上，这种事物在头脑中的映象就会扩大。如果不想耗费过多的能量，那么你可以选择将其忘掉。我们的头脑具有可塑性，它并不是一块僵硬的石头。尽管成年人头脑的可塑性并没有儿童的可塑性那么强，但是你完全可以通过改变思维方式来改变自己的头脑。另外，新的行为方式也可以改变大脑中神经系统的关联特征。

还记得“用进废退”学说吗？不去回想那部分不重要的记忆，让其在大脑中消失。不要总想那些让人感到忧虑、悔恨与伤心的事情，慢慢忘掉这些不愉快的记忆。我与培基医生将会在下文中与你分享许多新的诀窍，希望它们会对你有所帮助。

随笔　重新编写结局

如果今天发生的某件事情不像你预想的那样，结局不是很好，你可以把这件事情记录在自己的日记里，为其重新编写一个美好的结局。这样做可以帮助你摆脱那些不愉快的记忆。

酷行动　重命名练习

准备好了吗？我们来整理或重组一下头脑中的记忆吧！试着去忘掉某些东西的名字，这是李承宪博士在《脑呼吸》中提到的“重命名练习”。这种方法可以帮助练习者淡化名字对记忆的约束，从而使练习者大脑的反应更加敏捷。李博士在书中写道：“在为记忆中的事物重新命名时，我们会遇到一定的困难，因为记忆中事物的名字构成了神经系统的某种关联，而重新命名却会打破这种关联。”

如何对记忆中的事物进行重新命名？请参考下面的方法：

（1）制作或购买一套印有普通、易识别图案的图片卡。

（2）将这些卡片正面朝下放置，接下来快速将其翻转过来，再说出一个与画面上的事物完全不相干的名字（如果画面上的是香蕉，你可以说一些与水果无关的名字）。

（3）看一下自己读完整套卡片用了多长时间。慢慢提高自己阅读这些卡片的速度，尽量每次都用没用过的名字。（分组练习：与其他人分组比赛练习，读完整套卡片所用时间较少的一方获胜。）

至少尝试一次的事情

- 学会忘记。“有目的地忘记”可以改善人的情绪与人际关系。时刻保持这样的态度：世上没有完美的人，请把该忘掉的事情都忘掉。
- 解开禁忌。也许你的大脑中存在着某些让你不愿深入的记忆，勇敢面对这些记忆，不要再让它们成为大脑的负担。

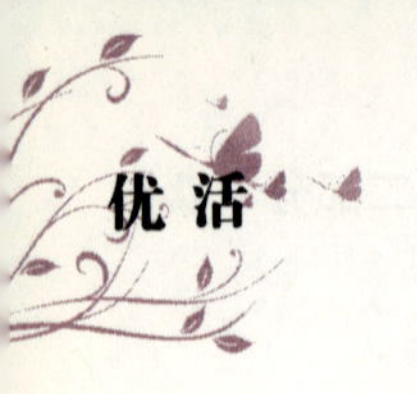

- 忽略一些新闻消息。不去仔细琢磨报纸上每天都热炒的那些负面新闻。
- 宽恕之心。原谅犯过错误的人（包括自己），走过那段昏暗的记忆旅程。
- 停下多余的思考。即便你有许多事情需要记牢、需要去做，但那是明天的事，过多的心事只会增加心理负担。

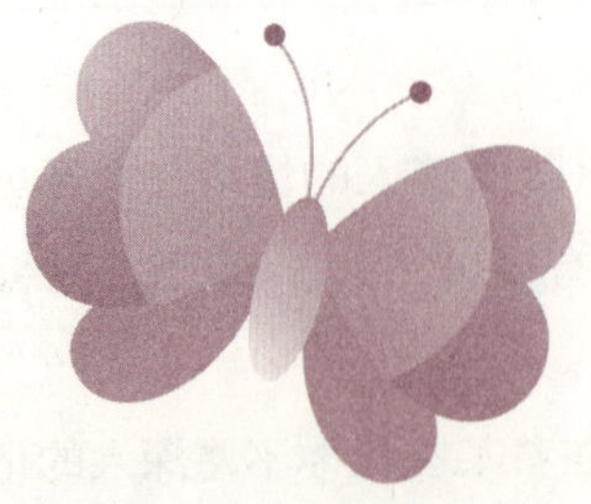

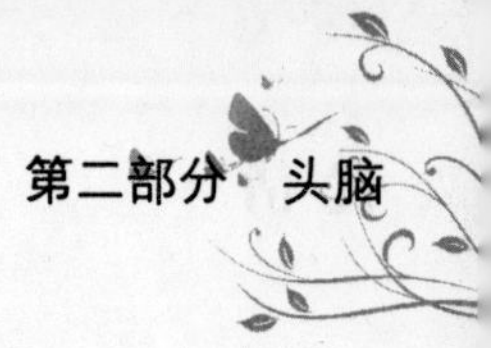

跟随思想流动

人生的目的地是哪里？你的思想能否将你带到那里？你是否正在人生的旅途上徘徊？把思想转化为推动小船向正确方向行驶的风，加快向自己理想靠近的步伐。

有时人必须向比自己强大的力量屈服。水手们都知道这样一个道理：即使再好的天气，也要顺着风和潮流航行。这个道理同样适用于我们思绪的小船。

人生的目的地在哪里

思想具有力量。一个人思想流动的方向很大程度上取决于他的生活阅历。那么，人生的目的地是哪里？你的思想能否将你带到那里？你是否正在人生的旅途上徘徊？你是否感到自己有些忧郁？如果是这样的话，也不必过分担心，因为忧郁情绪在中年人中十分常见。

将思想转化为力量

思想就是力量。把思想转化为推动小船向正确方向行驶的风，加快向自己理想靠近的步伐。

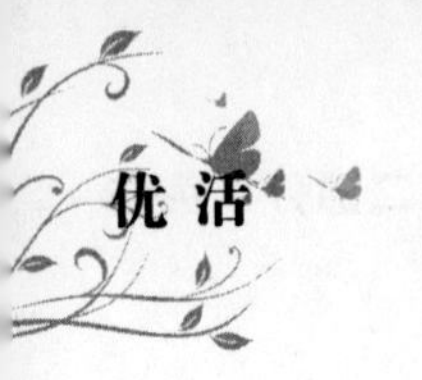

你可以采用积极的方法加快自己在人生旅途上的航行速度，比如我们在前文提到的“遗忘”方法——它能够帮助你从忧虑、悔恨与自卑中挣脱出来。注意开发自己思想的潜能。

“跟随思想流动”需要放弃一些东西。你要做到“随波逐流”，让思想的力量将你推向前方的目的地。这里我所说的“随波逐流”并不是要你放弃原则，它只是加快你前行速度的一种方法。

随笔　心灵舵手

在《心流：最佳心理体验》一书中，米哈伊·柴科金特米哈伊博士描述了一个人在工作时的最佳状态。在达到这个状态之后，除了手上的工作任务，人们不会再有其他的杂念。全神贯注地用笔描绘出自己所希望的思想流动方向，树立短期目标并为之奋斗。在实现这一目标之后，甚至连你自己都会为完成这一任务的速度而感到吃惊。

医生留言板

泌尿系统保健

随着年龄的增长，人体内一些潜在的威胁就会变得越来越大。上了年纪的人会遇到在年轻时想都没想过的健康问题。

我们总是对泌尿系统漠不关心，以为它不会出现什么问题。但是等到真的出现问题时再想办法解决，那就未免有些晚了。以下是一些有关泌尿系统的保健方法：

- 从内向外清洗。用水冲洗管道可以除去里面的污物，同样的道理，多吃十字花科蔬菜（卷心菜家族）可以清除体内的有害物质。此类蔬菜既有助于降低人们患膀胱癌的几率，又有助于减小尿道感染的风险。另外，平时还要做到多喝水及不含咖啡因的饮料。
- 提高肌肉强度。女性怀孕、生育与体重超标时，其体内实现泌尿系统功能的肌肉强度就会变弱。这部分肌肉的强度变弱之后，泌尿系统就会出现泄漏问题。解决这一问题的最好办法就是恢复膀胱与尿道肌肉组织的生理强度——通过锻炼或手术。平时在打喷嚏、站起或跳跃之前，注意先把骨盆肌肉收缩起来。最好的办法就是通过骨盆肌肉锻炼方法加强肌肉的强度。
- 骨盆肌肉锻炼（凯格尔运动）。学习凯格尔运动方法，在平时生活中注意锻炼泌尿系统的肌肉组织，例如，在开车遇到红灯的时候，在做饭的时候，在看电影的时候……你都可以进行锻炼。这种锻炼还可以带来一个好处，即它可以提高锻炼者性生活的乐趣！

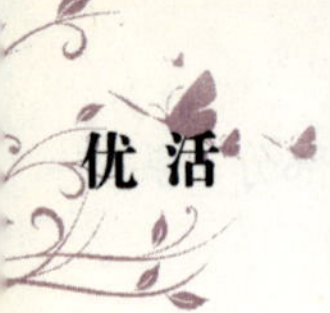

酷行动　腿部与背部伸展运动

你能在双腿不弯曲的情况下伸手够到脚趾吗？在做这项伸展运动时，你的身体会大受裨益。倘若你身材矮小，那么你的腿筋与背部肌肉就可能会出现一些紧绷。

方法：平躺，将腿竖起朝向上方。膝盖伸直，双脚紧紧并拢(两个小腿可以感到相互的作用)。根据自己实际的感觉，你可以选择抓握不同的部位，如脚趾、膝盖、小腿或大腿。接下来用双手将大腿拉向头部，注意不要过度用力！一定要保持膝盖伸直与双脚弯曲的状态。与此同时，放松那些没有参与到此运动中的肌肉组织。用嘴呼吸，不用担心腿部出现的颤抖。在大腿颤抖停下来之后，再进一步加大伸展的幅度，看一下是否还会出现颤抖。坚持练习 5 分钟或更长时间，如果身体条件允许，你还可以用脚尖触碰头部上方的地板，以获得更好的锻炼效果。然后慢慢把双脚放回地面，做数次屈膝运动，最后伸直，休息一会儿后再起来。

至少尝试一次的事情

- 饮水。水是 21 世纪最紧缺的资源之一，所以请珍惜这笔财富。
- 沉思。坐在水流湍急的大河或汩汩流淌的小溪旁边凝神思索，倾听并享受大自然带来的快乐。
- 打通“气”的流动。采用按摩或其他方法使体内的“气”流动起来。在按摩之后，多喝一些水。

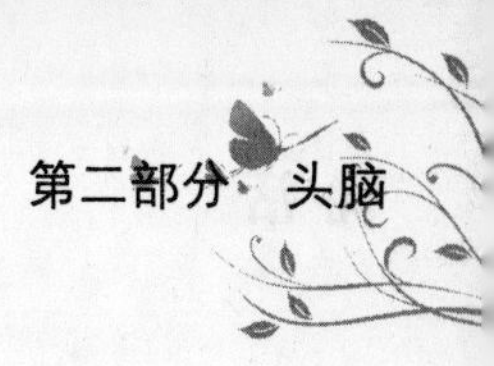

有计划地生活

“有计划地生活”可以让人清楚地认识到自己未来的生活，并为其树立远大的人生目标。有了目标之后，人们的生活便会变得更加积极，更具方向性！

我们从年轻时就知道如何计划自己的生活，人们也都十分认同这种主动的生活方法。

有计划地生活也可以使你变得更加年轻。如果你想在50岁生日那天去夏威夷旅行，就为此计划一下吧！

生命之钟

每个人都有一个生物钟，它时刻调节着人们的日常生活节奏。除了生物钟以外，人们还要受到“生命之钟”的作用。如果“生命之钟”停止了运转，那么生命也就走到了尽头。

“有计划地生活”可以让人清楚地认识到自己未来的生活，并为其树立远大的目标。有了目标之后，人们的生活态度便会更加积极，更具方向性！如果认为现在还没有必要去制订什么计划，你至少应该明确自己日后生活的方向。

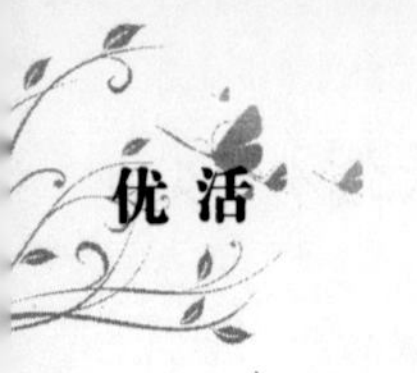

把梦想写出来

在前文中我们讨论了记录的益处，它可以放松大脑，并帮助你记住重要的事情。除了这些好处以外，你还可用笔把自己的人生梦想写出来。

在《写出做到》一书中，亨丽埃特·克劳泽尔解释道："脑干底部的一组细胞选择与处理着传入脑中的数据。这个控制中心叫做'网状激活系统'。它向大脑传送一些紧急的信号，而把一些不太紧急的信号传送到潜意识区域。用笔写出这些发送到潜意识中的信息，树立相应的目标，时刻提醒大脑为此付出努力。"

把人生目标写出来就能将其实现吗？这一点还需要你用进一步的实际行动求证。

随笔　变理想为现实

把在生命结束之前要实现的目标都用笔写出来，目标可大可小。你还记得小时候那些幼小的愿望吗？写出每一件自己想要得到的东西、想要做到的事情或想要实现的愿望，然后描述一下已然实现所有理想的自己。再为美好的理想制订实现计划，并为之付出努力。

医生留言板

适量补充维生素

"尽管我每天都吃那些垃圾食品，但我用服药的方法来获得人体日常所需的多种维生素。"我经常在患者口中听到类似这样的话。虽然一个小药片不能弥补所有营养缺陷，我们饱受压力的身体还需要更多的营养，但维生素补充疗法的确可以在很大程度上帮助人体保持健康状态。

维生素是人体所需的重要元素。因为大多数维生素人体无法合成，所以我们必须要从食物中摄入这种营养物质。维生素又被称为微量营养物质，因为人体对它们的需求量很小。维生素缺乏症如今已很少见，它可以引起非常严重的健康问题。例如，缺少维生素 D，人的骨骼会变脆；缺少维生素 C，人容易患上坏血病。以前，英国水手经常吃酸橙来预防维生素 C 缺乏症。

然而，过量服用维生素类补充剂也会对人体造成危害。某些水溶性维生素（如 B 族维生素与维生素 C）不会出现过量问题，因为它们可以随着尿液排出体外；但那些脂溶性维生素（如维生素 A、维生素 D、维生素 E 与维生素 K）过量摄入却会积聚在人体之中。所以，维生素的摄入并不是多多益善。

最新研究显示，维生素对人体非常重要。无论日常饮食怎样注意保持营养均衡，人们都应采用维生素补充法来维护自身的健康。

酷行动　保护视力

生活中有许多需要我们有计划、有步骤来做的事情。例如，在读书时，我们可以通过以下方法保护我们的视力，减少眼睛在阅读时所承受的压力：

- 每到一处标点符号便眨一下眼睛。
- 养成眼睛跟随文字移动的习惯。
- 每读完一个段落，闭上眼睛深吸一口气。然后在呼气时睁开眼睛，望向远方。

至少尝试一次的事情

- 制订计划。定期阅读书籍、看电影、与爱人约会，或做一些别的让你感到开心放松的事情。
- 重读日记。看一下自己以前写的日记，回到过去的时光。
- 考虑退休计划。50 岁是考虑退休计划的时候了，此时我们应该怀着乐观的心情，而不要悲观沮丧！在 50 岁生日时，给自己制订一个退休计划作为生日礼物。

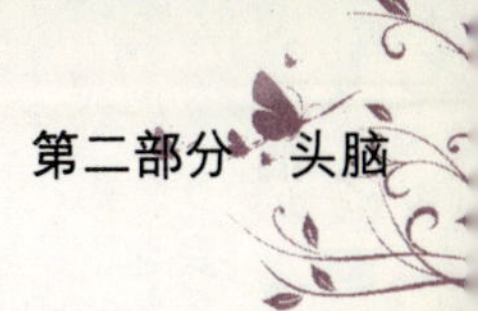

50 岁生日的特殊宴会

邀请赐予人类灵感的缪斯女神来参加这次“宴会”，帮助自己消除忧郁。请求缪斯女神为你带来一些灵感，让自己在中年时期再次绽放出生命的光彩。

每一个生日都是值得庆祝的，包括那个里程碑式的日子——50岁生日。我们来为自己 50 岁的生日举办一次美妙而又特殊的宴会吧！

需要注意的是，这里的主题是“思想”，充满想象、梦想与象征意义。这里我们所说的“宴会”并不是真正的宴会，而只是一种比喻。

猜猜谁会来

邀请赐予人类灵感的缪斯女神来参加这次“宴会”，帮助自己消除忧郁。在中年时期出现烦躁的感觉是一种很正常的现象，因为中年人的事业与情感都会出现微妙的变化。即便是工作与婚姻都非常如意，你也会感到生活无趣——简直就像在例行公事。

所以，请求缪斯女神为你带来一些灵感，让自己在中年时期再次绽放出生命的光彩。

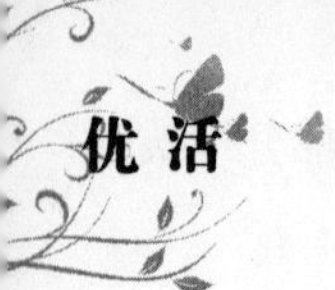

充分展示自己的风采

在你以往举办宴会的时候，一定会竭尽全力进行准备工作。在宴会上摆放最好的工艺品与装饰物，为宴会准备营养丰富而又美味的食物，把房间收拾得一尘不染，打开最好的香槟，静静等待客人的到来。

实际上，在这次“宴会”上，你无需做这些准备工作，而只需充分地展示自己即可。记得美国著名导演伍迪·艾伦曾经说过：“如果充分展示了自己的风采，那么你就取得了八成的成功。”

为了让“宴会”办得更好，你一定愿意多花费一些精力。所以，请忘掉那些令人感到心烦的事情，用积极的心态来款待即将到来的客人。经常举办这种“宴会”来款待缪斯女神，让自己获得更多生活的灵感。

四种基本的构成元素

我们通过食物从土地中获取能量，每位母亲都知道儿童均衡营养的重要性。古人把世间万物的构成元素分为四种：土地、空气、火与水。人们日常的食物中就包括这四种元素：从土地上收获的食物，加水烹制，用火加热，最后散发出香味。

这四种元素在人身上同样得到体现。人们都有像土地一样宽广的胸怀，像空气一样无形的思想，像火一样炽热的活力，以及像水一样温柔的亲情。为了能够让缪斯女神满意，你需要努力发掘“真实的自我”，用心邀请她们参加你的“宴会”。

医生留言板

酒的双重作用

在诸多社交场合，人们总是喜欢饮酒助兴。如果没有酒，美味佳肴也会变得黯然失色。酒是一把双刃剑，适量饮酒有益于健康，而过量饮酒却会对生命造成极大危害。

我们先从不好的一面开始谈起。有些人嗜酒成性，终日不停地饮酒，这种行为对他们的肝脏、心脏、大脑与胰腺等器官极为不利，甚至还有人为此丢了性命。无节制饮酒的人十分容易患上与胰腺、口腔、咽喉、食管、肝脏及乳腺有关的疾病。另外，有些人酒后驾车，相信不用说大家也都知道这种做法的危害性有多大！

接下来我们来谈一谈好的一面。有研究表明，如果一个人每天饮用少量啤酒或白酒，与那些从不饮酒的人相比，他患心血管疾病以及胆结石的风险要小得多。另据研究显示，适量饮酒还可以降低人们患脑卒中及糖尿病的风险，并且还可以提高骨骼强度。小提示：在所有酒中，红酒最有益于健康。

从不沾酒的人大可不必破坏原有的原则，而那些总是饮酒过量的人却应该节制一下。不管怎样，在适度的前提下，酒还是有一定保健价值的。

酷行动　　舞动的侍者

方法：双脚并拢站立，然后右脚向前跨出两步的距离，右臂伸向前方，肘部弯曲，掌心向上，做侍者用手托盘的动作。将左手放在背后，身体向前微倾，同时注意呼吸。接下来逆时针转动手上的“托盘”，身体恢复直立，此时身体重量移至左脚。然后掌心朝上，在头上部再画一个圈。在整个锻炼过程中，都要保持掌心向上的姿势。在做整套动作的时候还应保持呼吸的顺畅：呼气，身体向前，向下看，逆时针转动手臂，在手臂回到身前位置时吸气，身体恢复直立，向上看，顺时针转动手臂，手臂在头顶画圈。重复10次，之后再换另一侧继续锻炼。

至少尝试一次的事情

- 举办一个有趣的派对。邀请朋友到家中做客，装扮成各自最为喜爱的缪斯女神模样，然后再进行诗歌或舞蹈表演。要用真诚的心满怀热情地去参与这些活动。别忘了准备“仙馔”！
- 做一位美食家。品尝美味的食物，如鱼子酱、松露、鞑靼牛排、酸奶制品与奶油浓汤等。最后再来一份巧克力甜点。
- 享受视觉盛宴。观看能够引起食欲的电影，如《饮食男女》、《恰似水之于巧克力》与《浓情巧克力》等脍炙人口的电影。
- 了解缪斯女神。缪斯女神是希腊神话中主管艺术与青春之神。传说“天神”宙斯有九个女儿，这九个女儿每人分管从绘画到音乐等诸多艺术中的一种，被称为“缪斯女神”。她们分别是：克利俄（历史）、卡利俄佩（史诗）、厄拉托（爱情诗歌）、欧忒耳佩（音乐）、墨尔波墨涅（悲剧）、波吕许谟尼亚（圣歌）、忒耳普西科瑞（舞蹈）、塔利亚（喜剧）以及乌拉尼亚（天文）。

随笔 为缪斯女神准备的菜单

想过用什么来招待缪斯女神吗？意愿、想要获取灵感的心理以及把灵感转化为现实的想法。缪斯女神也许还会非常喜欢你的才华与气质、你的智慧、还有你的价值观与预见能力。另外，不要忘记时刻保持快乐的心情，因为“快乐”也是“宴会”上可口而又有营养的“美食”。

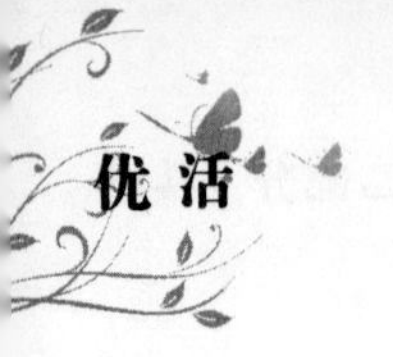

大声表达出自己的想法

声音能够减轻痛苦，提升人们的精神状态。声音是一种无形的力量，它在医学不发达的古代成为了一种治疗人类疾病的神奇方法。

图拉在电子邮件中这样写道：“在我30岁的时候，我讨厌告诉别人我的真实年龄……但是现在，我会很骄傲地告诉任何人我已经50岁了。”

这并不是在开玩笑！活到50岁对一个人来说不仅是一种光荣，它还代表着一种进步。在1901年时，美国人平均寿命只有49岁而已。所以，在度过50岁生日之后，我们真应该为自己感到高兴。让我们携起手，共同呼喊出内心的快乐！

自己谱写歌曲

莎士比亚说过许多至理名言，而“野兽男孩”乐队却教会了人们如何自己谱写歌曲。从小时候起，我就喜欢用自己的歌词演绎别人的歌曲，尽管这些歌词大多都是些幼稚的抒情词语，但在我看来，它们能够充分表达出我的情感。

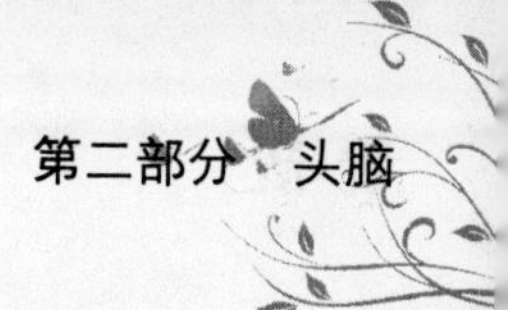

现在我的孩子都快10岁了，也许我的创作生涯就此终止。但是没有关系，我会在必要的时候重新拿起创作之笔，宣泄出内心的情感。

音乐与记忆

和音乐有关的记忆与其他记忆在大脑中的存储位置并不相同，实际上，音乐可以帮助人们更好地学习新知识。例如，我们在上中学的时候会学习新的语言，在没有反复练习的情况下，我们很难流利地讲完一句话；但是唱歌则不同，我们可以用新学的语言顺利地唱完一整首歌曲。

下次记新东西的时候，试着用唱歌的方法加深记忆，相信你一定会获得更好的记忆效果！

利用发声放松自己

“叹气可以使全身得到伸展放松。”还记得我们在前面所讲的吗？有一次，我在大雨中开车，为了镇定自己的情绪，集中注意力，我不断地在呼气的时候发出声响。事实证明，这种方法十分有效！后来我了解到瑜伽锻炼中有一种颂歌练习方法，这时我才知道，自己并非是第一个发现这种情绪控制方法的人。

路西尔·保尔在《声音的瑜伽》中写到：“几千年来，印度人一直用颂歌的方法来治疗自己的伤痛……研究显示，颂歌可以减少身体上的疼痛感，减缓心跳速率以及降低血压。”

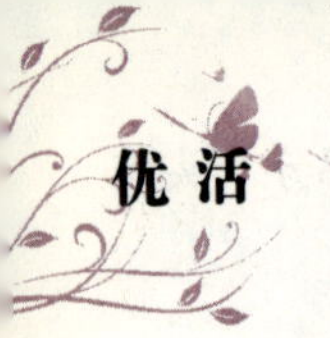

医生留言板

声音疗法

有些人喜欢流水声、风声或轻音乐，而有些人则喜欢鼓声、琴声或摇滚音乐。不管怎样，声音能够减轻痛苦，提升人们的精神状态。声音是一种无形的力量，它在医学不发达的古代成为了治疗人类疾病的一种神奇方法。在古代的治疗仪式上，美国印第安人用颂歌、击鼓与跳舞的方法治疗患者，他们把这种仪式叫做“唱歌”。

现代医学中也有使用声音进行治疗的例子。医生利用可以调节频率的音叉、排钟、音乐或电子声音发生器发出与人体某个器官的运动频率相同的声音，来对这个器官进行治疗。声音疗法可以达到使患者放松、缓解疼痛等治疗目的。

如果不能接受这种声音疗法，你还可以去音像店买一些自己喜欢的音乐，用这种美丽的声音调节自己的心情。最后，不要忘记“静以养性”的这个道理。

随笔

写首歌吧

通过不停哼唱的方法，或是通过用笔谱写歌曲或诗词的方法，表达出自己对50岁生活的热爱。保持自己的创作热情，让家人或朋友欣赏你精彩的歌唱表演。

酷行动　喊叫减压

喊叫是一种非常有效的减压方法，在做喊叫锻炼时，不要害羞。现在我们来进行一下系统的喊叫锻炼。

方法：采取站立或直坐的姿势，双手微微回缩成杯状，拍打胸部位置（一只手拍胸骨，一只手拍胸骨以下的部位）。在完成第 4 次拍打的同时大声地喊叫一声。重复 3 次这个过程。接下来再进行 6 次拍打：前 3 次不发声，后 3 次拍打的同时发声。重复这一过程。最后双手交替拍打胸前部位。

至少尝试一次的事情

- 唱歌。在浴室内，在篝火旁，在歌厅里，放声高歌一曲，不要放过每一次展示自己歌喉的机会。
- 吟诵。如果对自己的歌声没有自信，你可以选择重复唱一个词或一个简单的句子。让声音使自己的身心放松下来，保持平稳呼吸。重复尝试几次。
- 演讲。参加主持人培训活动，提高自己做公共演讲的能力。
- 沉默。凝神沉思，倾听内心发出的声音。坚持一个小时、一个清晨或一整天。

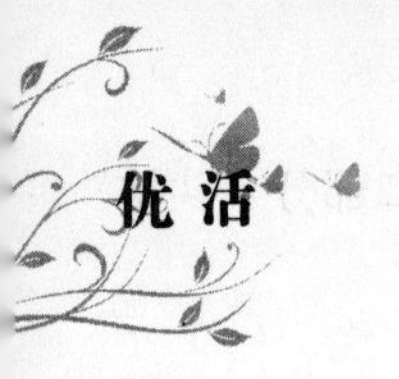

保持阴阳平衡

每个人体内都有阴阳两种力量，它们之间保持着一种平衡状态。在某种力量变得过于强大时，身体便会出现相应的变化。

50岁对一个人来说代表年轻还是年老？恐怕每个人有其各自的想法。在进入人生的第二段旅途时，我们不再有而立之年的冲动与迷茫，而是有了“知天命”的智慧与豁达。二三十岁的时光已然一去不返，但是到达花甲之年以前，我们还有很长一段路要走。

万物与阴阳

在中国古代的神话中，宇宙原本是一片混沌，里面孕育着一个巨人——盘古。盘古每天长高一丈，并最终冲破了这片混沌的世界，阴阳就此分离开来，上为阳，下为阴。世间万物便在阴阳中产生。

盘古死后，他的骨头变成了山脉，他的血变成了河流，他的头发变成了森林……古代中国人把这个神话画到了石壁上，使得古人对世界起源的这一看法流传至今。

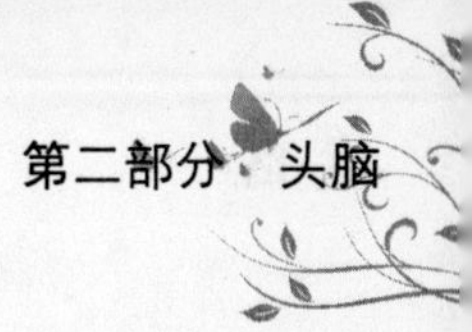

事物的变化

阴阳交替的理念可以体现出万物不停变化的道理。黑夜为“阴”，白昼为“阳”，黑白交替，阴阳互生。“阴阳鱼”的黑白两色之间的间隔线是一条“S”形曲线，这可以表现出阴阳之间的此消彼长关系；而黑白两界内又各自有一个颜色相对的点，这又可以表现出阴阳之间的互生关系。

“阴”具有被动与女性的含义，黑暗、冷静的事物均具有“阴”的特性，如月亮。“阳”则具有主动与男性的含义，光亮、炽热的事物均具有“阳”的特性，如太阳。当然，这并不意味着男性不具有冷静与内向的特性，或者女性不具有主动与外向的特性，因为阴阳之间存在着互生的关系。

平衡状态

实际上，我们每个人体内都有阴阳两种力量，它们之间保持着一种平衡状态。在某种力量变得过于强大时，身体便会出现相应的变化。变化是一种不可抗拒的自然力量，我们最好做到防微杜渐，预防身体朝坏的方向发生质的变化。如果你与某人的关系出现了一些小问题，那么也要从小事做起，多与对方交流，了解对方的需求，以防关系达到崩溃的地步！

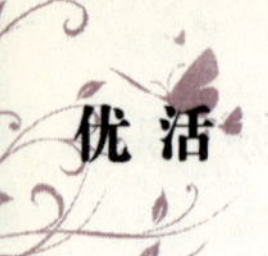

医生留言板

针灸疗法

我曾有幸在中国北京的一家中西医综合医院实习了一个冬天，期间我认识到了中医治疗的神奇功效。

那段时间我感觉自己每天醒来后眼睛周围的分泌物过多，我满心好奇地请求一位中医为我进行针灸治疗。这位医生先是在我的面部与颈部刺入几个针，然后开始捻动每个细针，并让我在感觉针刺到位的时候告诉她一下。刚开始时，我不是很相信这种治疗方法，直到后来我感觉到针刺部位的暖意时，我的疑虑才逐渐消失。在行针完成之后，我在那里静静地坐了一段时间，后来医生过来又把细针拔走，针灸治疗结束。第二天早晨醒来时，我惊奇地发现自己的眼睛周围一点儿分泌物都没有！

在中国，使用针灸疗法治疗疾病的历史悠久，针灸疗法的主要原理是平衡经络的“气”。最近几十年来，针灸疗法已广受世人接受。这些奇特的针甚至能够像镇痛药一样减轻人体的疼痛感。数百万的成功治疗案例足以说明这种疗法的可靠性。

随笔

交换角色

记录最近一次与异性交往的经历，将里面的角色对换过来，用第一人称表述对方所说的话。

酷行动　洗澡时的按摩养生

我们可以使用毛巾擦洗身体，刺激经脉中“气”的流动。你还可以使用丹学瑜伽锻炼的轻拍方法拍打自己的身体（与擦洗方向相同）。

方法：在洗澡的时候，抬起左臂，与肩水平，掌心向上。右手拿着湿毛巾，从肩膀擦至掌心，反复擦掌心数次。接下来将掌心转向下方，用毛巾沿手背至肩膀方向擦洗手臂（顺着手臂背面）。此时左臂仍然与肩膀水平，向上竖起大拇指，顺着手臂沿肩膀至拇指方向擦洗。最后举起左臂，沿小手指至腋窝方向擦洗手臂。重复擦洗数次，然后再换另一只手臂。

至少尝试一次的事情

- 吃阴性食物。在感觉阴气不足的时候，应多吃一些阴性食物，如苹果、芦笋、竹笋、香蕉、大麦、豆腐、豆芽、黄瓜、花椰菜、卷心菜、芹菜、玉米、蛤肉、螃蟹、鸭肉、柠檬、蘑菇、白糖与西红柿等。另外，水也可以达到滋阴的效果！
- 吃阳性食物。在感觉阴气过旺的时候，你还可以吃一些阳性食物，如牛肉、黑胡椒、红糖、奶酪、鸡肝、鸡肉、咖喱、巧克力、咖啡、鸡蛋、蒜、辣椒、鹅肉、火腿、羊肉、韭菜、洋葱、花生与胡桃等。还可以喝些威士忌酒。

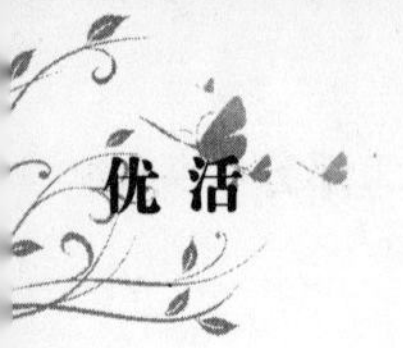

珍惜夜晚时光

在遇到难题或身处困境的时候，你不妨暂时把这些困难都放到一边，该睡觉时就去睡觉。也许清晨一睁开眼睛，你就会找到问题的答案。

我经常梦想自己能够成为一只猫头鹰，在夜晚来临的时候，像黑夜骑士一样在黑暗中驰骋。我用黑色的眼睛凝望周围的黑暗，尽情享受这个安静的世界！

日有所思，夜有所梦

在梦境里，我曾飞上夜空，那是一种美妙的感觉。人们在睡觉的时候大多会做梦，一些人对此充满好奇，并尝试用各种方法解梦。有人会梦到狼叫，解梦书籍中对此也有相关的解释，但依我看来，梦到“狼叫”是因为人们白天承受工作压力过重的缘故。

黑暗萌生奇迹

我们生活在“光明”与“黑暗”组成的世界里，习惯性地把“光明”看成是美好的代名词，而把“黑暗”看成是邪恶的代名词。

实际上，黑暗的世界里（如漆黑的夜晚、昏暗的冬季与其他阴暗的地方）也许孕育着奇迹的“种子”。即便是漆黑一片的世界，我们也不应该把它与邪恶及空虚联系到一起。我能够比较客观地看待黑暗，因为我喜欢在黑夜里休养生息，自由地追寻梦想。

精灵与鞋匠

听过这样一个故事吗？有一位勤劳的鞋匠在辛苦工作一天之后上床睡觉，等到第二天醒来的时候却发现昨天割剩下的皮子变成了一双美丽的皮鞋。后来一位顾客花了两倍的价钱买走了这双鞋。接着这名鞋匠又买了很多皮子，专门制作这种皮鞋。凭借独特的制作工艺，他与妻子最终取得了辉煌的成就。

在遇到难题或身处困境的时候，你不妨暂时把这些困难都放到一边，该睡觉时就去睡觉。即使你没有遇到好心的“精灵”，那么至少清晨醒来精力充沛时更有可能解决难题。

也许清晨一睁开眼睛，你就会找到问题的答案。在夜晚睡眠期间，你的潜意识有可能将头脑中零散的思想片段聚集到一起，并有可能将它们拼凑成问题的答案！所以，在遇到百思不得其解的难题时，睡前最好在枕旁放上纸与笔，以捕捉自己在睡梦中产生的灵感。

一切都会过去

对我们这个年纪的人来说，我不建议晚上熬夜，但偶尔尝试一次也未尝不可。据我所知，冬至那天有一种原始的集会活动，参加活动的人夜里都不睡觉，他们或唱歌，或跳舞，或吃东西，等待第二天早晨太阳的升起。在此期间，人们的心灵会受到黑夜的洗礼，承受疲劳的考验。

在黑暗的夜里，我们可以进行思索，倾听自己内心发出的声音，观察自己精力增减变化的情况。在探索之路上，尽管发掘的过程是十分辛苦的，但是新的发现却总是那样令人惊喜！

随笔

记录梦境

每天清晨醒来，回忆自己昨晚做的梦，然后记录在纸上，坚持一周的时间。最好把笔和纸放在枕头旁边，以便清早醒来后在第一时间内把梦见的东西记下来。记录时不要讲究文笔，注意内容越详细越好。写好后再阅读这篇记录，问一问自己为什么会梦到这些事物。如果真的需要帮助，你可以去查阅相关的书籍，或者把你所梦到的事情讲给朋友或心理医生听。当我们向别人讲述某个问题的时候，有时自己会猛然间找到答案。

医生留言板

催眠疗法

一天午后，我感到头痛得很。我知道这可能是因为我坐着的时间太长、咖啡喝得太多以及甜点吃得大多的缘故。幸运的是，当天我的讲师讲的是催眠，于是我欣然地做了志愿者，接受讲师的催眠，消除头疼的感觉。

“我会把你带入迷睡的状态。”讲师解释道，“这时你要进入思想的‘控制室’，然后你会发现控制疼痛感的‘转盘’，旋转‘转盘’，将疼痛感关闭。”我按着讲师的说法去做，并很快感觉到全身放松。

催眠的最终目的就是让人进入高度放松与可教唆的状态。它不会把你带到一种完全受他人支配的境界，因为在受到催眠的时候，你依旧能够清楚地意识到周围环境，并控制自己的行为。如果自己愿意，每个人都能够被催眠，并且在催眠状态不会去做自己不愿去做的事情。人们可以利用这种方法来缓解多种疾病带来的痛苦、消除焦虑心理以及改善行为方式。例如，在戒烟与治疗过食症方面，催眠疗法便会起到很大的作用。

想要了解更多有关催眠疗法的知识，你可以阅读一些相关书籍。

酷行动

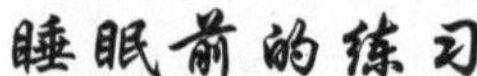

方法：平躺，四肢抬起伸向上方。两腿平行，双膝与两个脚踝分别间隔一拳距离。尾椎朝上，后背紧贴地板或床面。保持这样姿势 5 分钟，不停地鼓励自己可以完成这项练习。每天多增加 1 分钟的锻炼时间。在这个过程中，你还可以把头抬起来坚持一段时间。最后结束时，双手放在小腹部，双脚贴近臀部，左右摆动双膝，放松背部肌肉，休息一会儿，然后起身。

至少尝试一次的事情

- 享受夜晚。在月圆之夜与朋友们赏月谈心，共度良宵；或者自己庆祝这个月色怡人的夜晚。
- 早点起床。不论你的梦想是什么，抓紧时间把它变成现实，即使这意味着你要在天没亮的时候就起床。

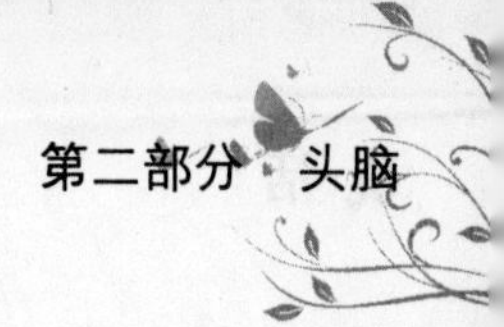

尝试一些全新的东西

不要总认为自己老了，认为生活不会再有什么变化！人到中年的我们还可以做许许多多的事情，所以请保持一颗年轻的心！

不要总认为自己老了，认为生活不会再有什么变化！打破你的思维局限，几十年的时间的确可以使人变得循规蹈矩，但是我们依旧能改变自己的生活。

“嗨，想跳支舞吗？”先让自己行动起来。你的大脑是否像一只在笼子里奔跑的小松鼠？好吧，我们打开笼子，把小松鼠放出来，让它跑回大自然。人到中年的我们还可以做许许多多的事情，所以请保持一颗年轻的心！

少有人走的路

如果有人让你五指合拢握拳，通常情况下，你都会把大拇指放在外面。现在试着改变一下，把大拇指放在里面。第一种方式是人们习惯的握拳方式，而第二种却是人们很少用的握拳方式，它会让你感觉有些不同。中枢神经系统的每条“路径”都连接着大脑与身体的某个部位，有些“路径”的使用频率很高，而有些则很低。还记得我们在前文中讲的“用进废退”观点吗？习惯是影响大脑活动方式的一个主要因素。

“熟能生巧”是一种培养良好习惯的方法，它使人们能够更好地完成工作或其他任务。人体内的神经就像一条条通道一般，经常走的通道变成了主路，而不经常走的通道则变成了辅路。久而久之，大脑便会遗忘那些不常走的道路，从而放弃使用它们。

尝试一些全新的东西

将所有神经都调动起来，尝试一些不熟悉的东西。重新培养自己的做事方式。例如，用不常用的那只手做针织活儿，自己试着刻一枚印章（上面的字是反的），或学习一门新的语言。

随笔　双手绘制不同形状

锻炼自己的左脑与右脑，双手各拿一支铅笔，一手画圆，一手画方。在进行这项练习的过程中，你将充分调动起左脑与右脑的功能。坚持这样锻炼，让右脑活动起来。

酷行动　抖动练习

方法一：在做完伸展锻炼之后，平躺，四肢伸向空中，尽量抖动放松，逐渐提高抖动速度。接下来迅速撤掉四肢上的作用力，让手臂与双腿自由落回地面，感受“能量”充满手脚的过程。

方法二：双脚平行与肩同宽站立，身体前后弯曲，注意肌肉紧张与疼痛的地方，用嘴呼气，摒除杂念，前后做10次弯曲运动。同时利用拍打方法消除身体中“气”的阻塞。最好在清晨进行锻炼，除此之外，你也可以在等早餐的时候或其他空闲时间进行这种练习。

至少尝试一次的事情

- 锻炼臀部与腹部肌肉。采用适当的方法做振动练习，直至锻炼部位出汗为止。另外，你也可以找一名运动教练，帮助自己加强肌肉锻炼。
- 找一个新的视角。躺在树下，仰望上方，或者爬到屋顶上，以全新的视角观察这个熟悉的世界。
- 作出改变。换个工作、提早退休或搬个新家，尝试些新的东西！

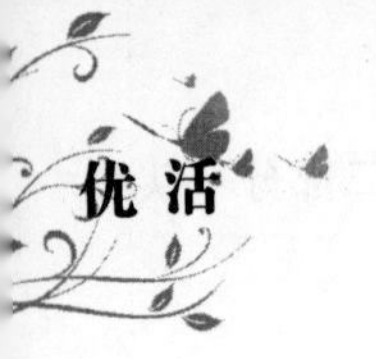

发挥想象力

在头脑中勾勒出自己想要得到的东西，这会在一定程度上增加你美梦成真的几率。这样做可以给自己带来希望与动力，坚定自己创造辉煌的信心。

想象并非凭空幻想。爱幻想的人只会把思想停留在美好的结果上，而想象却需要人注意事物发展的整个过程。在憧憬未来时，你会想尽方法实现自己的理想，努力迎来美梦成真的那一天。也许在你追寻自己梦想的时候，你也成了别人眼中的梦想。

想象与现实

我们的思想是有力量的，如果把共同的思想都集中起来，那将会是多大的力量？

“每个人的思想都像一台计算机终端，它连接着一个庞大的数据库。这个数据库就是人类的意识。”我们不仅能从数据库中提取数据，还能把各自的数据输入数据库，所有人都可以通过思想、语言与行为将自己的意识添加到人类意识数据库之中。

不管怎样，我是相信这一点的：我们的思想塑造了我们的社会。正如甘地所说：“要想改变眼前的世界，首先我们得去想象。”

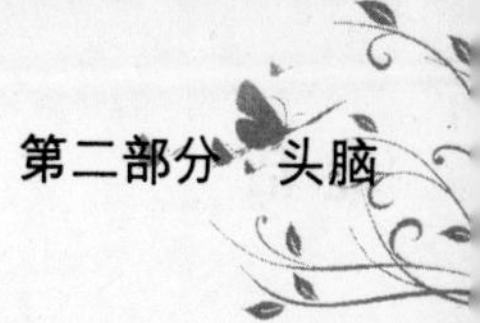

多往好处想

近朱者赤，近墨者黑。“12步疗法”就很好地应用了人与人之间的约束力，彼此之间传递好的想法，帮助人们戒除成瘾行为。

好的想法对于一个人非常重要。在工作一天之后再去体育馆锻炼一下，或去洗个澡放松放松，这些都是很好的主意。想一想自己锻炼后体型会变得更加苗条，想一想所有人都投来羡慕的目光，这是多么鼓舞人心啊！想到然后做到，最后取得成功。

随笔

梦想家

想象周围所有的人都变成了自己理想中的样子，与这些人快乐地生活一天之后，在日记上写下自己的感受。不要把思维局限于“合理性”的范畴之内，充分发挥想象，创造一个新的世界！

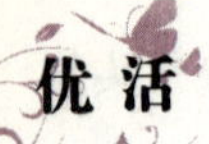

医生留言板

形象思维

我们每天都会想些事情，例如昨天的记忆、明天的计划，还有内心的愿望。在做一件事情的时候，我们心里都会出现某些预想的画面，这就是形象化的思维。

杰克·尼克劳斯是一位非常出色的高尔夫球手，他曾对人说过当他每次挥杆之前都会在头脑中想象挥杆的动作。许多球队都会聘请一位形象思维教练，帮助运动员改善比赛中的细节问题。

史蒂芬·柯维在《成功人士的七个习惯》中提到这样一种做事方法："在开始前先想象一下结束时的情景。"在头脑中勾勒出自己想要得到的东西，这会在一定程度上增加你美梦成真的几率。因为这样做可以给自己带来希望与动力，坚定自己创造辉煌的信心，甚至还会激活潜意识的作用。为了美丽的家居环境、苗条的体型与理想的工作，请充分利用这种形象思维方法吧！

另外，形象思维还有助于缓解一些身体上的不适症状，如头痛、高血压、失眠、关节炎与癌症等。

杰拉尔德·爱泼斯坦在《形象思维的治疗功效》一书中介绍了基本的练习方法：找一处舒适的地方坐下，明确自己的意图，闭上眼睛，做几次深呼吸，然后集中精力进行想象，在头脑中形成一幅理想的画面。

酷行动　环绕“太阳”50圈

下面我来介绍一种特殊的生日庆祝仪式。所谓仪式，大多都是人们通过想象而创造出来的活动。在这种活动中，参与的人们可以通过想象与自己的理想进行交流。

方法：在屋子中央或外面空地上放一根蜡烛，把它想象成太阳。然后手拿一个地球仪围绕蜡烛逆时针走 50 圈。想象一下自己每转一圈就年轻一岁，再想一下自己转过 50 圈之后会是什么样子！

至少尝试一次的事情

- 想象自己的样子。为 50 岁的自己塑造一个全新的形象。
- 应用形象思维。在现实生活中注意运用形象思维方法。

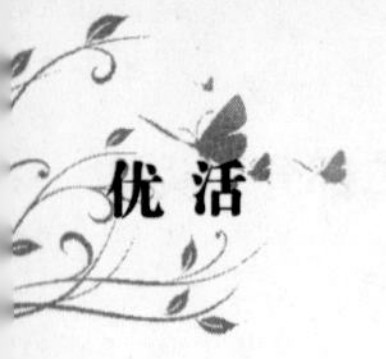

客观地看世界

“极限”只是我们给自己的一种束缚，就像一堵砖墙一样。根据实际情况调整自己的思想格局，以便能够更加客观地对待这个世界。

“真不敢相信我都50岁了！”你在小的时候从来不曾想过自己50岁时的样子吧！别再感到惊讶了，毕竟50岁的我们还不算老。

否定之否定

在我发誓保密之后，丹娜才告诉我，她在30岁以后就不再按照真实的年纪过生日了。现在，丹娜的朋友都不知道她的实际年龄，或许只有美国退休人员协会才知道她什么时候过50岁生日！

每个人都有权坚信自己的想法。但是50年的时光到底代表了什么？真的一文不值吗？

爱因斯坦曾经说过：“并非所有重要的东西都计算得清楚，也并非所有计算得清楚的东西都重要。”

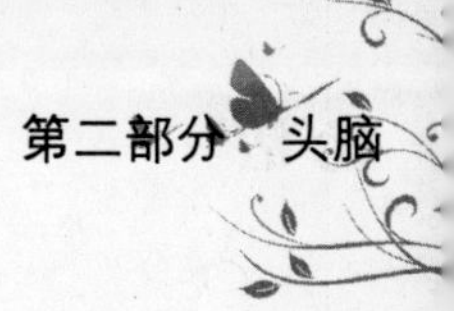

客观地看世界

“极限”只是我们给自己的一种束缚，就像一堵砖墙一样。我们的思想也会受到一定的约束，局限在一种固定的格局之内。这种格局让我们变得主观，变得狭隘。

无论如何，我们应根据实际情况调整自己的思想格局，以便能够更加客观地对待这个世界。开发大脑空间，让自己的思想跟上时代发展的步伐。

相信自己能够做到这一点！

至少尝试一次的事情

- 角色扮演。玩角色扮演游戏。在厨房做饭时，把自己想象成世界顶级的厨师。或和小孩子一起玩耍一会儿。
- 采取实际行动。为需要帮助的人捐献财物是一种伟大的举动，把爱心化为实际行动更是难能可贵。

随笔 我相信

快速列出10条你最信任的观点或事情，例如“我相信……”先不要考虑得过于仔细。然后再逐一阐明自己作出这样选择的理由。

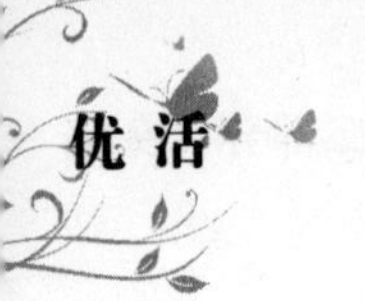

站在针尖上跳舞

人们都有其各自不同的特征，所以人体的平衡并没有绝对的标准。在现实生活中，我们每个人都应该找到属于自己的平衡状态。

在东方人的观点中，天（阳）地（阴）的能量在人体内交融，这体现出了一种平衡。而在西方人看来，人体的平衡更多指的是精神与肉体的平衡。

人们都有其各自不同的特征，所以人体的平衡并没有绝对的标准。在现实生活中，我们每个人都应该找到属于自己的平衡状态。

人类大脑的优势

人类大脑皮质是大脑中最为活跃的一部分，它能够做到其他动物大脑无法做到的事情：计数、逻辑思维以及善于利用周围环境摆脱危险等等。

我们能够设计出电脑等高科技产品，然而我们至今都没有制造出一个像人类一样运动自如的机器人。这说明我们的大脑具有极高、极复杂的功能。

实际上，我并没有夸大其词，这是人类才具有的特质。

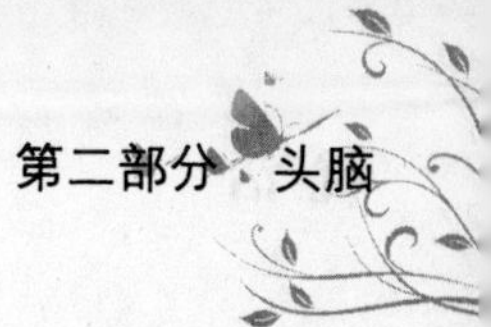

大脑边缘系统

以往我们认为，大脑可以解答高难度的数学题，能够进行理性思维，但它的感性思维却不是很丰富。但事实并非如此。大脑的一部分——大脑边缘系统没有太高的智能特性，但却与人的情绪和记忆密切相关。这部分大脑随时随地都在为你“站岗放哨”，正因为有它，孩子们才会听着摇篮曲入睡，陌生的两个人才会一见如故，一对情侣才会达到水乳交融的境界。

酷行动　平衡练习

方法：两脚并拢站立，然后将右脚放置在左小腿内侧脚踝、膝盖或大腿处（依据自身情况而定）。脚放置的高度越高，难度越大。眼睛凝视前方约 10 米远的地面。吸气并将双臂举过头顶，双手掌心合拢，双肘伸直，手臂与耳接触，下颌微缩。注意呼吸。慢慢提升自己身体的高度，坚持 20 ~ 30 秒，再换另一侧重复练习。

至少尝试一次的事情

- 跳舞。找个舞伴跳一支舞，快舞、慢舞或恰恰舞都可以！从舞会中多学些新的舞蹈。
- 做平衡游戏。骑车，玩“跳房子”游戏，攀岩，转球，打网球或踢足球，把木棒垂直放在手心上维持平衡。

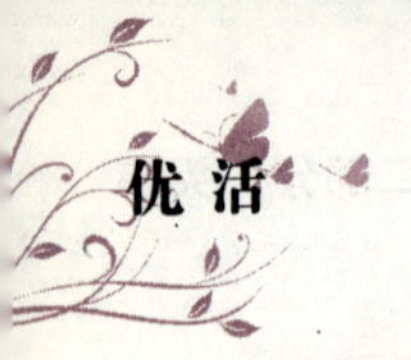

医生留言板

本体觉与平衡

我们能够快速地辨认出上下左右，这得益于我们的本体觉。凭借本体觉，人们可以在不用眼睛看的情况下辨别出空间位置。

因为有本体觉，大脑才能够判断出双脚着地或离地的时间，使我们可以自如地行走，而不用总用眼睛盯着地面或双脚，更不会摔倒在地。在遇到不平的路面时，大腿上的肌肉会随着路面情况本能地作出伸缩反应。所以说本体觉是我们保持平衡的基本要素。

随着年纪增长，我们的一些特殊身体功能都会逐渐衰退，如视力与听力。当一个人变老之后，本体觉也会减弱，这也是老年人容易摔倒的一个主要原因。然而，就像许多用进废退的例子一样，如果经常使用本体觉，我们就不会失去这项特殊功能。

多做一些平衡运动来维持自己的本体觉功能，如经常步行或走那些不平坦的道路。当然，做平衡练习所取得的锻炼效果会更好，如一只脚站立或走直线。为了健康的身体，请加强锻炼吧。

随笔

保持平衡

衡量你的生活，把家庭、事业、健康、娱乐与睡眠所占的比重绘制成一张分格统计表。如果表格中的图形比例失去平衡，就重新按照自己的想法制作一张，然后再遵照这张图表去生活。

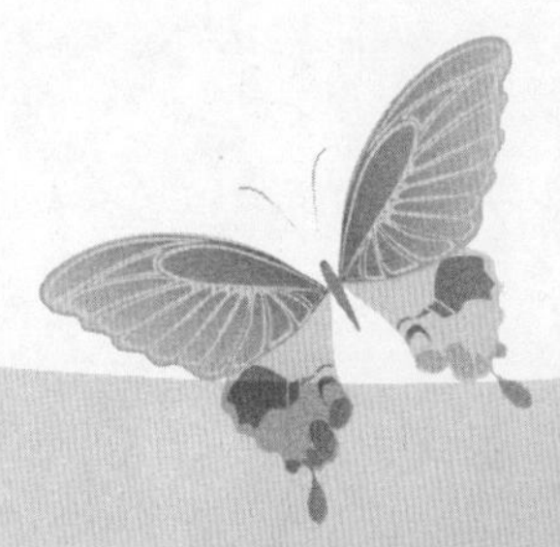

第三部分

心　情

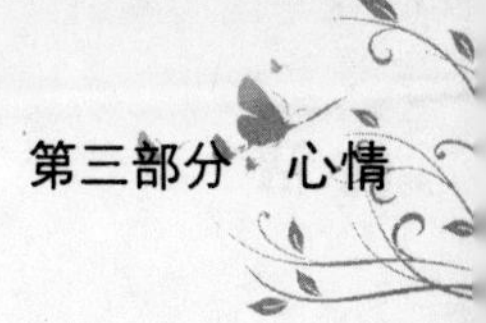

双手动起来

许多中年人都梦想做一番事业，如果你也是他们中的一员，那就积极投身去实现自己的梦想吧！通往成功的道路往往充满了艰辛，但是我们生来就是与困难抗争的勇士！

体力劳动是一项累人的工作，但在完成这项工作之后，我们会感到无比的轻松与愉悦。看到收拾整齐的车库、种满花草的花园或一大罐自制果酱，我们会产生一种自豪的心理，这些都是双手付出努力的成果！

劳动带来快乐

你为什么生活在这里？你生活的目的是什么？

这些问题并不简单，也许需要你用一生作答。但不管怎么说，我们大家都需要工作。如果工作取得较好的成果，我们自己也会受到极大的鼓舞。工作不仅可以让人快乐，还会给人以启迪。

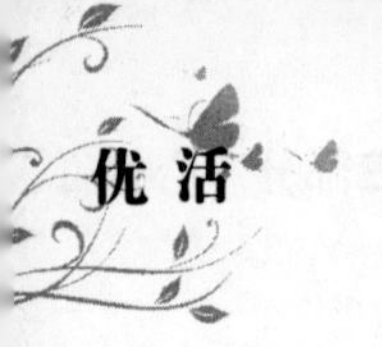

付出必有收获

我记得曾看过这样一部电影，名字叫《梦幻之地》。主人公雷是美国爱荷华州的一个农民。一天他在无意间听到了玉米地中有人对他轻声细语，告诉他建造一个棒球场。后来雷果真在这里建了一个棒球场，并深受人们的欢迎，雷实现了自己的梦想。现在我们来设想一下，如果雷迫于生活压力、财务问题或来自社会的嘲笑与自己的疑虑，或者如果雷是一个不爱劳动的人，那么故事就不会有后来美好的结局。

玉米地里的轻声细语只是一种可有可无的启示，真正了不起的是雷不畏劳苦并最终实现梦想的精神。在付出了艰辛的努力后，雷取得了应有的回报——棒球场吸引了方圆几十公里的人来这里观看比赛。更重要的是，雷给大家带来了生活乐趣。上面的这个故事只是人们虚构的，但是它所蕴含的道理却是十分深刻的，那就是付出必有收获。这个道理适用于每个人。

你喜欢自己的工作吗？如果不喜欢，那你在工作时就不会有太多的动力与激情，甚至是一种折磨——每天、每周、每年，你的心理都承受着巨大的痛苦。不要这样生活，做些新的工作，注入自己的热情。如果不想作出改变，那么你就寻找合适的时间做些自己感兴趣的事情，充实自己的心灵。

许多中年人都梦想做一番事业，如果你也是他们中的一员，那就积极投身去实现自己的梦想吧！准备好了就开始行动吧！通往成功的道路往往充满了艰辛，但是我们生来就是与困难抗争的勇士！

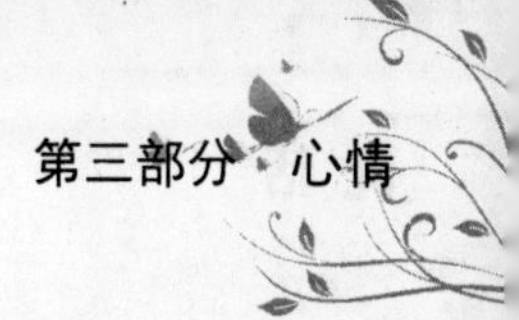

医生留言板

艺术治疗

美国艺术治疗协会指出，艺术治疗属于精神卫生专业，它可以用艺术创作的方法帮助人们改善身体、精神与情绪方面的健康状况。这种疗法适用于每个人！

在进行艺术治疗过程中，患者会在治疗师的帮助下创作出某种艺术作品，如油画、素描、音乐、舞蹈，甚至电影。

艺术治疗有多种目的。第一，在某人创作艺术作品时，他的注意力会变得非常集中，这有助于减轻疾病所带来的疼痛感。第二，艺术治疗可以揭开一个人埋藏在心底的记忆，这有助于医生寻找患者的疾病根源（创伤或神经疾病史）。第三，艺术治疗可以帮助那些不愿或无法用语言表达内心感受的人表达出其内心世界。第四，艺术治疗可以帮助医生与那些语言运用还不熟练的孩子或脑卒中患者进行交流。

亲身体验一下这种疗法，选择最为喜欢的方式，创作出一件属于自己的艺术作品。或者直接弄来一小桶黏土，制作雕塑艺术品。在创作之前，不要制订什么正式的计划，一切随心即可。在完成创作之后，检查一下自己的作品，看一看上面都流露出了哪些内心情感。

酷行动　治疗之手

方法：双手是我们天生的治疗工具，但许多人还不懂如何去用。

在感到眼睛疲劳时，你可以用双手捂住两眼缓解疲劳。双掌轻拍 10 ~ 20 次，合掌摩擦生热，然后捂住双眼，挡住外界光线。微闭双眼，转动眼珠。回忆美好的过去，同时想象在睁开双眼之后，眼睛会变得更加明亮。最后慢慢岔开手指，让光线慢慢地进来，静心呼吸。

至少尝试一次的事情

- 植树。制订一个植树计划，一生中植 50 棵树。这样既可以锻炼身体，又可以美化我们的地球。
- 养成良好的卫生习惯。每次回家时都先用香皂仔细地洗一洗手。

随笔　记录不如意的事

准备一个空白的笔记本，在上面记录一些平日里不如意的事情。把烦恼、不幸以及错过的事统统整理到一起。接下来尽情地哭个痛快吧！让泪水洗去这些生活中的“污点”。正所谓“吃一堑，长一智”，下次不要再犯同样的错误就好！

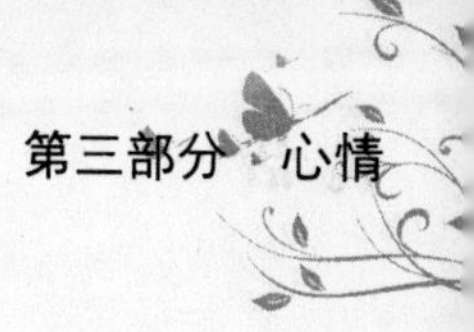

为自己的团队赢得喝彩

个体的力量是有限的，一个人无法完成的任务，一个团队却能轻松地完成。在团队里，每个人都有其各自的特点。只有把个性特点融合到团队中，个体才能发挥出最大作用。

“我从没想到与中国进行沟通的桥梁竟会是乒乓球这项运动。”在尼克松总统说这句话时，我刚满 12 岁，刚刚对世界新闻感兴趣。每天晚上，我都会关注有关政治方面的新闻。我常常问妈妈：“人们为什么会产生纠纷?”妈妈叹了一口气，回答道：“这很复杂。”

然而，乒乓球这项运动的理念却很简单，我敢说《阿甘正传》中的阿甘肯定掌握了这项运动的窍门。这种打破语言障碍的交流方式深受人们的欢迎。

不去做就永远不会成功

《阿甘正传》是一部十分感人的励志电影。剧中的主人公阿甘赢得过许多荣誉，他不仅是一位橄榄球好手，还是一位出色的军人，同时乒乓球打得也非常好。另外，阿甘用他无私与执著的精神感染了巴贝一家及丹中尉，帮助他们走出了困境。他无比深爱着儿时的

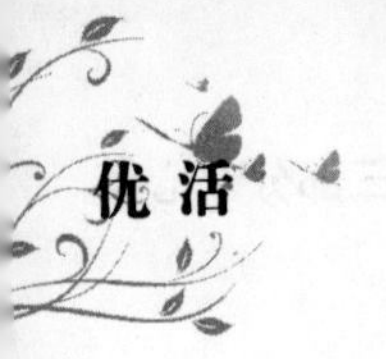

伙伴珍妮，并在珍妮生命的最后几年里，和她一起建立了一个美好的家庭，而且有了一个非常可爱的小阿甘。

阿甘的妈妈教育他说："做蠢事的人才是蠢人。"按照这个说法，阿甘真应该算是一个聪明人，他做了一切该做的事情。其实，如果拥有了一颗追求胜利的心，具备天赋与否对一个人来说也就不再是决定性的了！

个体与团队

看到这一章的题目，也许你会想："我不善于与人合作。"坦白说，我也是这样。但我知道个体的力量是有限的，一个人无法完成的任务，一个团队却能轻松地完成。这并不是说人多力量大，实际上，在一个团队里，每个人都有其各自的特点。只有把个性特点融合到团队中，个体才能发挥出最大作用。团队可以为胜利增加一份保障，即使是在个体受伤或不能正常完成任务的情况下，整个团队仍有可能获得成功。

我的哥哥肖恩在做肝脏移植手术时，家人想尽办法筹集手术费，最后终于使得手术顺利完成。医生拯救了肖恩的生命，而家人却拯救了他的生活，这个团队用无私的爱延续了肖恩生的希望。

团队的力量

我有一位朋友叫兰妮，她被查出身患白血病。在发现自己患病之前，兰妮一直都是一位"独行侠"。在接受化疗 5 个月后，她决定参加白血病协会，进行马拉松训练。这项募捐训练活动吸引了约

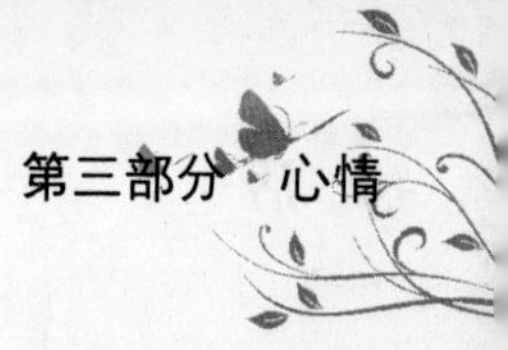

16 000位协会会员。

“那一天我真的感受到了团队的力量。”兰妮回忆说，“协会仅用一天时间就募集了1 200万美元，我感觉满世界都是穿着紫色运动衫的运动员。”兰妮接着补充道：“最让我感到激动的是道路两旁那些前来助威的人——有些坐在轮椅上，有些没有头发（化疗所致）……他们都在挥着手臂大声呼喊‘感谢你们！我爱你们！’这种感觉真是难以用语言表达出来。是他们给了我动力，让我跑完全程，这是我个人根本无法做到的事情。”

我们都是团队的一员

身在一个团队之中，输赢并不能代表什么，重要的是体会那种众人凝结在一起的动力。我们是人类，强大的人类！在人类的竞赛中，没有真正意义上的失败者，只有团结！

随笔

团队领袖

迅速列出生活中各种形式的“团队”，选出其中的一个。今天你就是这个“团队”的队长，尽情发挥一下自己组织与指挥的才能吧！你与你的“团队”拥有怎样的能力？弱点是什么？在紧急关头，你们能彼此互相帮助，渡过难关吗？

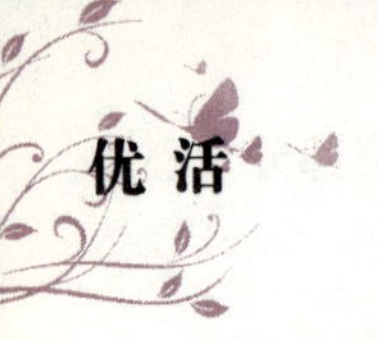

医生留言板

器官捐献

下面是个小测试，回答“是”与“不是”，看看你对器官捐献的了解有多少。

1. 每个需器官移植的人都可获得所需的器官。

2. 假如我同意在死后捐出我的器官，那么在我受伤或得病时，人们便不会尽力救我。

3. 捐出器官后，我的家人会得到许多钱。

4. 我必须要在死后才能捐出我的器官。

5. 如果死后捐出了器官，葬礼上就没法进行遗体告别仪式。

6. 身体情况（年纪过大、过小或生病等）不允许我捐献器官。

答案：

1. 不是。美国平均每天有 19 人因为得不到所需的移植器官而死去。

2. 不是。这是完全错误的观点。

3. 不是。捐献是无偿的，它不涉及任何金钱问题。

4. 不是。有些器官在活着的时候也可捐献，如肝脏（它会自行恢复）和肾脏（每人有两个）等。

5. 不是。可在保持死者原有外貌的前提下取出捐献器官。

6. 不是。器官捐献没有年龄的限制。对患者来说，某些器官的确不能使用，但其他的器官却可以。

想一想，或许有一天你所爱的人也会等待着器官移植手术，所以请勇敢地做一位器官捐献者吧。了解更多有关这方面的信息，请直接联系当地的红十字会。

酷行动 “蜘蛛网”练习

这个练习需要一组人一起进行，若条件允许，你还可以组织两组人进行比赛。

方法：每一组人找两棵相距 2 ～ 3 米远的树。用绳子在两棵树中间编织出一张网，网孔的数量至少应与每组的人数相同，其大小、形状与高度都要体现出一定的差异。在练习过程中，每个人均要从一侧穿过网孔到达另一侧（每人都有一次机会，每次穿越一个网孔)。在必要的情况下，可以寻求其他组员的帮助，但其他组员必须要停留在自己所在的那一侧提供帮助。在此期间，组员之间应多交流，看一看哪种方法行得通，要求每个人都要发表自己的看法。

至少尝试一次的事情

- 参加公益活动。参加为公益事业或募捐行为而举行的竞走或长跑活动。在长跑期间，穿定做的 T 恤衫，与团队合影留念。
- 帮助同伴。在同事病了的时候，替他们做些事情。
- 参加兴趣小组或团体活动。如加入读书小组、志愿者小队等。
- 做一次球迷。观看自己喜爱的体育运动，如足球与棒球等，成为球迷团队中的一员。
- 参加某些团队性的比赛。所有参赛者都怀有一个共同的目标——胜利。让我们为了胜利而拼搏！

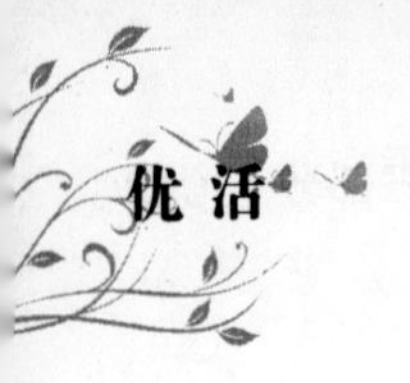

及时排出体内垃圾

体内的垃圾越积越多会严重威胁你的健康。在日常生活中，注意多吃一些富含纤维素的食物，多喝水，养成定时排便的习惯，这样身体就会变得非常轻松。

在下文中，我们将向你讲述一些有关人体消化与排泄方面的知识，其中包括便秘与痔疮等问题。每个人都希望自己拥有一套健康的消化系统。

体内垃圾威胁健康

有件事情你或许总是一拖再拖，实际上，这件事情很急，否则你不会总是感到肚子疼。没错，这件事情就是上厕所。你可能是因为急着要办其他事情而忽略了上厕所，例如工作。然而这样一来，体内的垃圾便会越积越多，这会严重威胁你的健康。

有助于排泄的习惯

腹部深处的振动可以促进肠道的蠕动，进而加快人体排泄的速率。在感到排泄系统不是很畅快时，你可以通过呻吟或大笑的方式振动小腹部。如果想让“下面”排泄得更畅快，那么你首先要让“上面”变得更通畅一些。对健康而言，低声呻吟或唱歌均有一定的好处。

另外，在日常生活中，注意多吃一些富含纤维素的食物，多喝水，养成定时排便的习惯，这样身体就会变得非常轻松。

随笔 像沙漏中的细沙一样

你是否每天都坚持去拜访马桶？如果不是，那你真应该养成这样的习惯。另外，拿出笔和纸，在上面写出那些你认为能够促进人体胃肠功能的姿势或动作，别忘了还有我们在前面提到的伸展运动。

医生留言板

肠道护理

“死亡起始于肠道”，这是“自体中毒”说法的主要理论依据。20世纪早期，自体中毒说法便广为人知，根据这种说法，所有疾病均是由自体中毒引起的。据说，人体内的毒素来自于肠道，它是一种无法被消化的物质，像苔藓一样附着在肠壁上。当时，灌肠疗法风靡一时，人们采用这种方法来清洗自己的肠道。

科学家曾揭穿了这种错误的说法，但是现在这种自体中毒说法又出现了复苏的迹象。市场上再次有人卖起了“清洗”肠道的口服液。实际上，这些“清洁”药物本身就会对肠道产生毒害作用，同时它们还增加了肠道的负担。我宁可选择一些传统的治疗方法，也不愿总用灌肠的方法清洗肠道。

下面我来介绍一下消化系统的运作过程。首先我们要利用牙齿咀嚼食物，在将其咽下之后，胃中的胃酸会将食物分解，然后肠道会吸收一些有用的营养物质，并将那些没用的垃圾集中排出体外。我们的消化系统就像是一部设计完美、效率极高的消化机器。它不需要进行人为的清洗，除非你要做结肠镜检查或其他类似检查，检查之前必须把肠道清洗干净。不要随意使用一些药物，它们可能会损害到你的健康。

许多人都有过便秘的经历，非常难受。便秘还可能引发痔疮。如果你不想忍受这种痛苦，那就多喝些水，多吃些富含纤维素的食物，多做些运动。这很简单，不是吗？

酷行动　瑜伽的腹部收束法

瑜伽的腹部收束法可以消除便秘或月经带来的痛苦。在练习此法时，首先应注意自己的呼吸。

方法：以臀部为轴，弯曲身体，将双手放于膝盖处。尽量快速彻底地呼出体内气体。屏住呼吸，然后尽量收缩腹肌。尽可能长时间屏住呼吸，大幅度地伸缩腹部肌肉，控制它们左右移动，像弯着腰的肚皮舞演员那样。同时左右摇摆臀部。坚持一段时间后，自由呼吸。放松片刻后再重复做 2 ～ 3 次这样的练习。

警告：怀孕的女性不要做这种练习。

至少尝试一次的事情

- 做一次结肠镜检查。现在是时候了。
- 摆脱痔疮。去看肛肠科医生，他们会帮你治愈痔疮。
- 多吃富含纤维素的食品。在午餐与晚餐时多吃蔬菜。在购买包装类食物时，多看看包装上的营养标志，注意选择那些纤维素含量较高的食品。多吃水果，多吃麦片，多喝水。

踏上旅程

对50岁的人来说，学什么东西都还为时未晚。我们的大脑喜欢接收新的东西，并且新的东西也可以使大脑变得更加活跃。

你是否参加过斯特吉斯的摩托车聚会？虽然我并不是一个摩托车骑手，但在快到50岁的时候，我非常渴望参加一次这样的活动——由哈雷·戴维森公司组织的世界上最大的摩托车聚会。

实际上，我并没有摩托车，也从来没骑过。但是正如我一直在这本书中强调的那样，对50岁的人来说，学什么东西都还为时未晚。我们的大脑喜欢接收新的东西，并且新的东西也可以使大脑变得更加活跃。

驾车出游

如果你想出城旅行，开车当然要安全得多。但是如果是在城区中游玩，骑车更加方便。不管采取什么样的方法，你在旅行时都不要错过路旁美丽的风景。

开车或骑车时，你一定要保持适当的速度。你可以去游览当地的大学，可以去亲戚家转转，也可以随便四处闲逛。我有几个点子

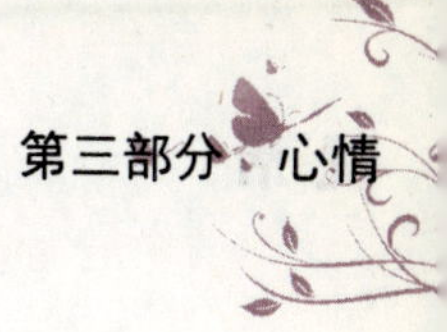

可以令旅行更加有趣：

- 如果没有具体的目的地，你可以寻找那些需要帮助的人。
- 你可以从因特网上寻找一些适合旅行的路线。
- 在城市地图上找一处令你感兴趣的街区，例如你很喜欢那个街道的名称，然后到那里转一转。

随笔

旅行日记

下次出游的时候，记得在旅途中写旅行日记，或制作一个剪贴本，粘贴相关的旅行信息。准备好一个有空白页的本子（便于绘画）、透明胶带、胶棒、剪刀及各种颜色的记号笔（用来标画地图）。

医生留言板

眼动脱敏与再加工疗法

你听说过“眼动脱敏与再加工疗法”吗。最初我听说这种来回转动眼球的方法可以消除人们大脑中的痛苦记忆时，我并不相信。“来回转动眼球就可以治愈心理上的创伤吗？这对一位受过凌辱、整夜失眠、盗汗并且极度焦虑的女性也适用吗?”虽然这并不容易，但的确可以做到，它可以让一位受过创伤的女性得到宽慰。事实也证明，这种疗法可以有效地缓解痛苦记忆所带来的压力。

目前，这种疗法已经被广泛地应用到了以下人群中：退伍军人、性绑架案与其他犯罪活动的受害者、经历过外部创伤与自然灾害的幸存者等。虽然不能完全抹去受害者头脑中的灰暗记忆，但可以减轻受害者所承受的身心痛苦，使他们恢复正常的生活。

实际上，我们的大脑并不能很好地处理创伤记忆，致使这些灰暗的画面扎根于记忆的深处，并不断地向大脑传送痛苦的信息。不停地来回转动眼球或注意听有节奏的敲打声，会帮助人们将不好的记忆从情感泥沼中分离出来。虽然那些记忆依然存在，但它们所带来的痛苦却可大大减轻。当然，大多数人都不会有那样痛苦的遭遇，但在你感到恐惧、愤怒或悲伤时，这种方法也同样管用。

酷行动 观看街边风景

道恩·罗斯医生对我说过，保护眼睛最好的方法就是让眼睛不断地转动。也就是说，我们应该不停地将视线从一点转移到另一点，而不要死盯着某一点看或斜视某个事物。下面我来向你介绍一下开车时保护眼睛的方法：

- 有节奏地上下活动眉毛。
- 挺直身姿，呼吸放松。
- 把视线的焦点从一处转移到另一处，由近及远，眺望地平线。在开车时，时常看一看里程表以及后视镜。留心观察街道旁的宣传广告板以及美丽的建筑物。
- 在开车时，面带微笑，保持良好的心情。

至少尝试一次的事情

- 漫步。不要做工作的奴隶，享受路旁的风景。
- 装饰你的车。在车里挂一对毛茸茸的装饰品或放一只“点头狗”，甚至可以装饰一下你的汽车前盖。
- 为环保尽些力。下次再买车时，注意挑选一款节能环保型的汽车。地球正在逐渐变暖，我们应该尽自己所能减缓它变暖的脚步。
- 骑车出行。骑自行车出行，坚持一周的时间。

体验迷失的感觉

有时候，迷失可以给人带来极大的快乐，同时也会让人产生恐惧感、挫折感，甚至沮丧感，这就需要我们在迷失状态下自己掌握好平衡。

我有一位朋友叫朱迪，她是一位享誉全球的纪录片导演、旅行作家，同时也是好莱坞的电影编剧。

她曾对我说："我觉得50岁生日那天对我来说非常有意义，所以我哪儿也没去，而是和我丈夫一起躺在树下，静静地看天上的星星。"

那是多么让人心醉神迷的场景，又是多么快乐的事啊！"幻想"是一处美丽的地方，我们应该多到这个地方走走。一个人在迷失的状态下便会开始幻想，所以让我们体验迷失的感觉，进入幻想的世界吧！

迷失的快乐

朱迪兴奋地对我说："迷路的时候也就是冒险开始的时候，所以在迷路时，我会建议大家放下地图，自己走出这个困境。大脑需要接收新的东西，而人在迷路后会获得很多新的信息，这对大脑大有

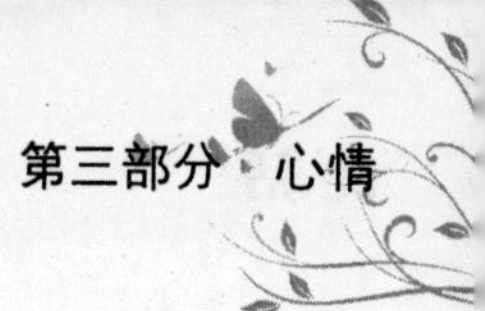

好处。人在迷路后会学到很多知识。”

有时候，迷失可以给人带来极大的快乐，同时也会让人产生恐惧感、挫折感，甚至沮丧感，这就需要我们在迷失状态下自己掌握好平衡。另外，在迷失时，告诉自己这没什么大不了的，也不会有什么危险，就像做梦一样，这样便可以减轻心理压力。

在黑暗中摸索

中国道家有种思想叫“无为”。许多人无法接受这种说法，他们认为不付出努力与汗水就不会获得成功。这种想法固然正确，但是他们却对道家的“无为”思想有些误解。实际上，“无为”是一种境界，达到这种境界的人会以“顺应”的方法“对抗外力”。

没有人可以准确地预知未来，谁也不知道自己的理想是否真的能够实现。在恰当的时间与地点，做恰当的事情，这便是修道之人所追求的境界。

随笔

寻找北极星

大多数人都知道北极星在天空中的位置。人们利用北极星可以在海上辨认出各个方向。写出自己生活中的北极星——在混乱中为你指明方向的事物。

酷行动　体验迷失的感觉

方法：闭上眼睛，张开双臂，一只手的掌心朝上，像小时候那样旋转。开始时速度较慢，然后逐渐加快，直至最快。如果感到有些眩晕，你可以盯着自己的手，这样会有些帮助。转完之后慢慢躺在地上，用手按摩胃部，闭上双眼，想象自己身体与地面的结合。先做 45 分钟的旋转运动，然后躺 15 分钟。

至少尝试一次的事情

- 去外面走走。去不熟悉的地方转一转，逛逛商场，乘坐公共汽车随便到一个地方，或尝试一次亲近自然的旅行。
- 打破规律。在自己熟悉的道路上驾车时，绕开经常去的服务站，多开几公里找个陌生的服务站。
- 全身心投入阅读一本书。找一本喜欢的书籍，认真将它读完。

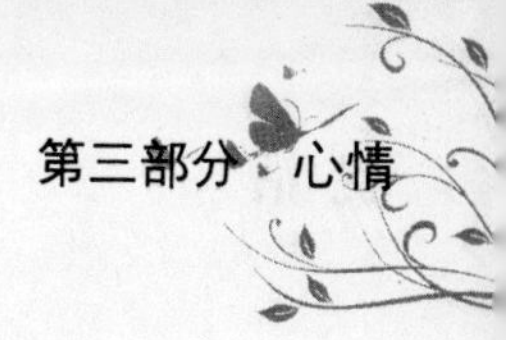

停下来用心倾听

停止思索，倾听来自内心深处的声音。处于纷乱状态时，大脑很难听到内心发出的声音，所以你要静下心来，让大脑接收内心深处发出的信息。

在美国先锋派音乐家约翰·凯奇的音乐会上，我欣赏到了他的无声名曲《4 分 33 秒》，在我看来，这首作品足以感染现场每个人的心灵。实际上，在 1952 年，凯奇刚刚创作完成这一曲无声音乐时，受到了许多人的嘲笑。然而，今天这一经典乐曲却备受好评。在这曲无声音乐的演奏期间，有些人甚至听出了微风与细雨的声音。闭上眼睛，听一听周围寂静的世界，你听到了什么？风声或是雨声？

集中注意力

本节的中心思想与注意力有关，所以标题中我使用了“停下来”这个词，而没有用“起来”或“去”之类的动词。实际上，当一个人停下正在做的事情时，他的注意力就会变得更加集中。

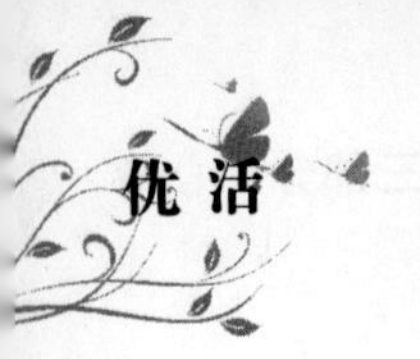

用心感受

我们做每件事情都需要能量，包括用眼看与用耳听。除了心跳以外，我们可以自行支配身体行为所需的力量，例如读书、写字、倾听与交谈等，所以请倍加注意自己的言行举止。

另外，在装饰屋子的时候，你也应该作出自己的选择。因为你的屋子将会变成你生活的一部分，而且它还会透过眼睛影响到你的心情，所以你要按照自己的意愿布置房间。

注意听金玉良言，拒绝听污言秽语。与别人交谈时，注视对方的双眼，用心交流。另外，平时多锻炼一下自己的味觉与触觉，提高自己的感知能力。

保持犀利的双眼

大多中年人都会抱怨自己的视力差，然而我的朋友吉娜却不一样，她曾发邮件告诉我说："在练习了眼部瑜伽之后，我的视力变好了许多！我认为一个人的视力与他的眼光是有着紧密联系的，在感觉生活迷茫时，我的视力也出现了一定程度的下滑。"

我希望医护人员能够多了解一些有关"人类大脑具有可塑性"方面的知识，这样他们便会鼓励每位患者锻炼自己的身体功能，其中自然也包括视力。

医生留言板

倾听身体的声音

我说的“倾听身体的声音”并不是指倾听功能衰退的关节发出的“吱吱”响声，也不是倾听肚子发出的“咕噜”声，我指的是“身体扫描”。并不是只有医院里昂贵的电磁设备才能完成扫描任务，实际上，我们的身体能够自行检查。这种扫描不需要你花费一分钱，现在就开始试一下吧！从头到脚检查一下自己身体的各个部位。例如，下颌部是否感到紧绷？呼吸频率是多少？后背感觉如何？是否会有不舒服的感觉？是否感觉到冷、热、饥饿与疲劳？注意自己的感受。

加强身体知觉锻炼是十分有益的。身体不会“说谎”，它能够准确地反映出各个部位的健康状况。

加强身体知觉锻炼还可以帮助人们提早察觉疾病，把疾病扼杀在萌芽状态。作为医生，我们希望患者能够清楚地描述自己身体所感觉到的不适症状，这有助于我们进行病情诊断。另外，加强身体知觉锻炼还可以治疗身体与精神上的创伤。我们的身体与大脑是相互联系的，任何一方出现问题都会影响到另一方。

酷行动　仰望蓝天

如果你总是不愿面对阳光，出行时必须要戴墨镜，说明你的瞳孔已经适应了长时间的昏暗环境。这时你就需要改变一下了，走到户外，仰起头看一看蓝天（别去看太阳），这样做可以帮助你的瞳孔恢复以往的功能。在仰望蓝天时，提高眨眼频率，自由呼吸，活动眼眉，再对自己说："光亮可以使眼睛变得像以前一样健康。"在阳光下逗留 20 分钟后，再戴上可以遮光的帽子。

至少尝试一次的事情

- 检查听力和视力。去检查一下自己的听力与视力，最好每隔一两年检查一次。
- 更换一下香料。不要买成瓶或整罐的香料，买一些散装的，以便每隔几周或几个月更换一次。
- 倾听内心深处的声音。处于纷乱状态时，大脑很难听到内心发出的声音，所以静下心来，让大脑接收内心深处的信息。

随笔　改变思想

不喜欢墨守成规？那就改变一下吧！在思想进入某种你想要改变的轨道时，用拳头击打手掌，大声对自己喊："停！"经常做这种练习，你会慢慢地改掉以前的思维模式。

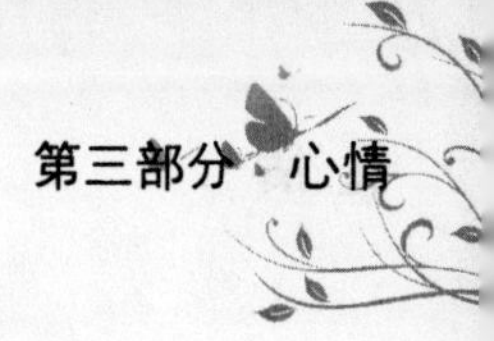

蜕变

出生是一件痛苦的事，重生更是如此。人类是很坚强的，我们可以将破碎的自己重新拼合完整。

对每个中年人来说，50 岁生日的到来都是那样的准时。时间是永不停歇的，它不会等待任何一个人。所以请接受现实，从容地面对 50 岁以后的生活，积极地奔向自己理想的目标。

蜕变的故事

我经常被一些描写主人公性格转变的励志故事所感动，贝尔的故事就是其中之一。贝尔曾是一个酒徒，他嗜酒如命，到了无法自拔的地步。后来，贝尔认识到这样一个道理：如果把两个都想戒酒的人组成一组，互相督促对方，这两个人便能够戒掉酒瘾，而单独的一个人却无法做到这一点。最后，贝尔成功地戒掉了酒瘾，证实了自己的想法。更重要的是，人们在他的这一想法基础之上，创立了目前正被广泛应用于戒除成瘾行为的“12 步疗法”。可以这样说，贝尔挽救了无数人的生活！

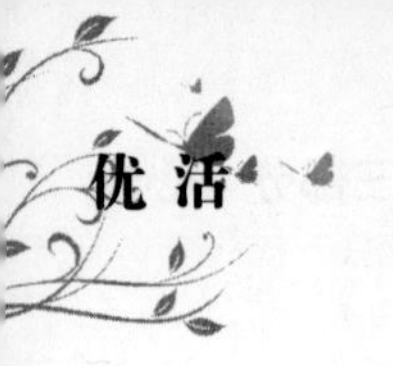

蜕变是痛苦的过程

我们可以像蜘蛛侠那样在一夜之间发生神奇的转变吗？不能。人类真正的转变需要一个漫长的过程，我们得走过很长一段路才能完成蜕变。这让我想起了《指环王》中弗罗多·巴金斯在厄运山的那一幕：在长笛演奏的背景音乐中，我们英勇的护戒使者艰难地向上爬去。他能成功吗？他能坚持住吗？正义是否能够战胜邪恶？

出生是一件痛苦的事，重生更是如此。蜕变是一种质的转变，能够打破固有的格局。在蜕变时，有些人甚至还会受到更严重的伤害，这很正常。不过人类是很坚强的，我们可以将破碎的自己重新拼合完整。

随笔

自由联想

写出一个与某事件联系最为紧密的关键词，然后再写出所有与这个词有关联的词语或句子：同义词、反义词、格言、流行歌词、俚语及书名等。在这个过程中，如果某些词语让你回想起了什么，那么就在它的上面做标记（写出名字，过后再深层剖析）。注意写字的速度一定要快，把那些闪过头脑中的想法全都记录下来。这样做可以把散乱的思绪集中起来，耐心一点，你会得到突破性的进展。

酷行动

鼻孔交替呼吸

方法：用右手大拇指堵住右侧的鼻孔，只留下左侧鼻孔进行吸气，然后用无名指与小手指堵住左侧的鼻孔，只留下右侧鼻孔进行呼气。无名指与小手指放在左侧鼻孔上不动，用右侧鼻孔吸气，然后用大拇指堵上右侧鼻孔，只留下左侧鼻孔进行呼气。这样便完成了一次完整的练习。注意在吸气时数到 4 为止，在呼气时数到 8 为止。刚开始练习时，反复做 3 次即可，然后再慢慢地增加至 7 次或更多。

至少尝试一次的事情

- **突破极限**。挑选生活中经常做的工作，尽可能完美地做完它。
- **面对自己的恐惧**。尝试一些自己害怕做的事情，例如公众演讲、跳伞或跳水。在以后的日子里，不要再让那些恐惧心理影响自己。
- **决心蜕变**。说出自己要进行蜕变的想法，然后付诸实际行动！

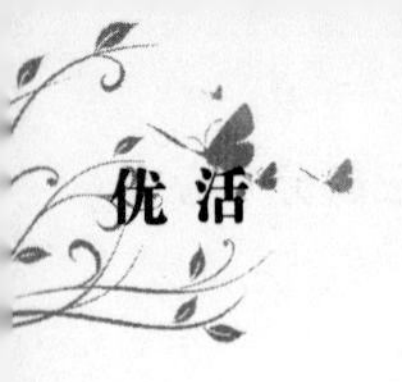

放慢健康逝去的脚步

怀着积极的心态迎接下一个50年的到来。虽然我们无法追回流走的青春，但我们却可以放慢健康逝去的脚步。

在孩子长到十多岁的时候，我曾对他们说："都这么大了，能不能像个大人样儿！"其实，这是一句非常愚蠢的话。作为父母，我们为什么非得要求孩子们去假装成熟哪？

然而，对刚刚过完50岁生日的我们来说，我们的生活应该是个什么样子？退休回家养老或是继续过原有的生活？

这就是50岁时的样子

在20多岁的时候，我从来没有在意过格洛里亚·斯坦内姆的这句经典之语。然而现在，每天早上起来照镜子的时候，我心里总会涌现出这句话："瞧瞧，这就是50岁时的样子！"

不要以为自己老了

把50岁作为人生的新起点，怀着积极的心态迎接下一个50年的到来。培基的朋友苏是在50岁的时候决定练习马拉松的，如今，苏又接受了另一个挑战——50公里跑。我朋友的朋友，在他50岁那年的夏天，在美国50号高速公路上驾车行驶了一个来回，并且在博客上发表了自己的旅途经历。

托马斯·马丁是一位运动医学专家。在50岁生日那天一早，他就开始忙碌起来。马丁先做了些热身运动，接着便骑着山地自行车出发了，目的地是夏威夷海拔最高的莫纳克亚火山。他的目标是游遍美国每个州的最高地区。

你现在产生什么想法了吗？不要认为自己在50岁后就什么都干不了了，能与不能完全取决于你自己。别把年龄作为自己消沉下去的理由，你有权选择自己的活法。另外，保持一颗无私奉献的心，帮助那些需要帮助的人，这样你会体会到更多人生的价值。

随笔　给60岁的自己写封信

给60岁的自己写一封信，把它夹在文件夹里，或交给一位年轻的朋友，让他在10年后把信寄给自己。推测一下那个时候要付多少邮寄费用，并随信附上邮资。

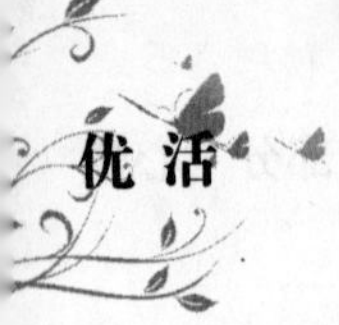

医生留言板

功能年龄

在从医生那里得知自己血胆固醇过高时，我的朋友比利略带伤感地说："我的健康从没出现过问题。我每周都坚持至少锻炼5次，我以为自己真的没有必要考虑健康问题了！"

我们不得不承认年轻的时光已经一去不复返了，或许很多人对此都会感到不太适应，但这是事实，我们已然人到中年。

从现在开始，我们的身体功能会逐渐衰退，健康状况也会慢慢下滑。我想没有人愿意就这样一步一步地走向生命的尽头。

实际上，我们可以减缓自己衰老的速度，让身体功能恢复到以前的状态。你可以阅读《越活越年轻》一书，这本书将会教你如何用科学的方法延缓衰老。有些活到70多岁的人，身体比那些50岁的人还要强壮，怎么会这样？因为前者喜欢运动！锻炼是一种极好的保健方法，所以让我们现在开始行动吧！

虽然我们无法追回流走的青春，但我们却可以放慢健康逝去的脚步。

酷行动　背部放松练习

方法：脚背朝下跪在地板上，身体坐向脚跟，上身前屈下沉，头部着地。双手向前伸展，然后收回到身体两侧，或放在腿的两边，掌心向上。自由呼吸，深度放松 1 ～ 2 分钟或更长时间，清空杂念，让自己像一个熟睡的婴儿。这种锻炼方法可以缓解背部压力。

至少尝试一次的事情

- 放松一下。由着自己的性子去做某件事，只要高兴就好。
- “弄假成真”。模仿自己心中的偶像，如言谈举止与衣着打扮，慢慢你就会变得越来越接近自己的理想。
- 做一个“时间胶囊”。整理现在的信息（如当天的报纸与流行服装的样式），再写下自己对未来的看法。然后把这些信息与看法封装到信封之中，在未来打开它或留给下一代人。

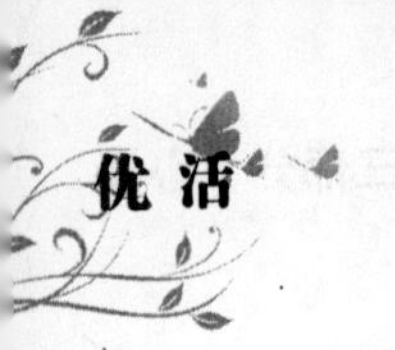

感恩地活着

如果每个人都怀有感恩的心，那么爱就会一直传递下去。在帮助他人时，我们不但解决了对方的困难，还升华了自己的思想。

首先在这里我要感谢那位帮助我和丈夫顺利回到美国的陌生人，我们欠他一个人情!

当时我们只差几块钱，那位墨西哥军官就是不让我们上飞机。我心跳加速，手心冒汗，在那里干着急。幸好来了一位好心人，帮我们付了这几块钱，才使我和丈夫赶得及那班飞机。上飞机后，我对那个人说："到了图森，我们就会把钱还给你!"但是下了飞机之后，我们却找不到那个人了。直到现在，我们还欠着那几块钱。

尽量帮助他人

帮助他人是人的天性，而在受到恩惠之后，人们也懂得回报，这就形成了一种良性循环。但是，我和丈夫一直都没有机会去报答那位好心人，这让我们深感过意不去。如果每个人都怀有感恩的心，那么爱就会一直传递下去。在帮助他人时，我们不但解决了对方的困难，还升华了自己的思想。

在下次遇到那些需要援助的人时，倾听自己的心声，然后作出正确的抉择。当然，在帮助他人时，首先也要取得对方的同意。

帮助那些需要帮助的人

当别人需要帮助的时候，你的援助行为才有意义。你应该选择向那些真正想要接受帮助的人伸出援助之手。

做一件善事容易，但做一辈子善事却很难。在利益的驱使下，很多人会选择成全自己。此时，利益与良心便对立了起来。然而作为一个生存在竞争世界里的人，我们应该原谅自己某种程度的自私心理，但这种自私心理不要过强。在别人需要帮助的情况下，我们还是应该发掘自己的本性，让良知为我们作出正确的选择。如果总是生活在自私的世界里，那么一个人前进的道路就会越来越窄。

随笔 找到行为准则

拿出笔与纸，写出自己认为最重要的道德规范，让它们成为自己生活中的行为准则。

医生留言板

疾病的由来

任何事情的发生都不是偶然的，它们都有一定的必然性。如果你不想在日后的生活中失去自理能力或成为家人的负担，就请听从我的建议：停止吸烟，拒绝垃圾食物，每年做一次身体检查。人们或多或少都会有一些不良的习惯或嗜好，包括我们医生在内，要知道这些不良习惯与嗜好将来可能会成为我们痛苦的根源。

有果必有因，人们所遭受到的疾病之苦多由日积月累的不健康行为引起。根据一项调查显示，美国一半的破产事件都是由医疗费用造成的。所以请改掉自己的不健康行为吧！

酷行动

屈身锻炼

方法：双手自然下垂，双脚分开与臀同宽站立。抬起脚跟，用脚尖支撑身体。双腿保持伸直，身体前屈，提升臀部，背部伸直，双手触地，尾椎朝上。最终形成倒“V”字形的姿势。保持这种姿势 2 ~ 3 秒的时间，然后弯曲双腿，做上一节中“酷行动”里的练习。重复锻炼几次。

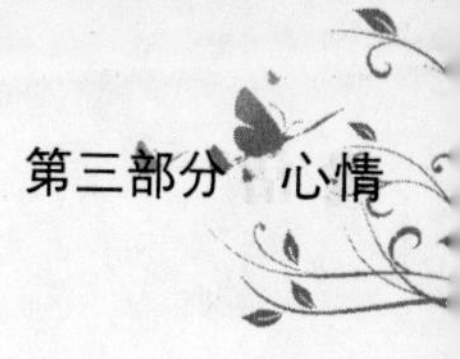

关注当下的生活

别再给大脑增添负担，摒除心中的杂念。保持简单而清晰的思维方式，鼓励自己的所作所为。把注意力都集中到现在的生活之上，用实际行动实现自己心中的理想，你会发现自己的生活从此变得更加美好。

“我真的很不习惯50岁的生活。”凯西对我说，“以前你所拥有的想法现在已经不再适用，情况不同了。身体也变胖了，我总是想着要减肥。”

生活要有追求

凯西说出了众多中年人的心声，他们看似适应了中年生活，但实际上，那只是一种无奈的接受而已。一般情况下，对一个中年人来说，真实的生活往往会被其眼睛所看到的景象遮挡。其实，中年人的生活远非一般人所认为的那样。我们应该有更高的精神追求！

精神追求指的是我们可以凭借努力而实现的理想，它需要人们在大脑中形成具体的行为目标，并在这个目标的鼓励下积极地展开行动。有精神追求的人大多会选择一些活动充实自己的生活。

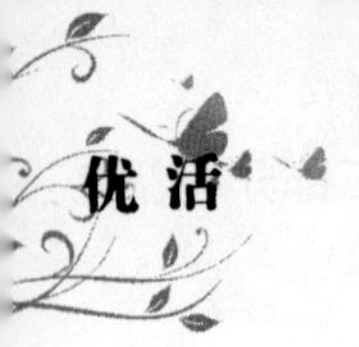

轻装上阵

别再给大脑增添负担，摒除心中的杂念。保持简单而清晰的思维方式，鼓励自己的所作所为。不要为自己蹒跚的脚步、僵硬的四肢与气喘吁吁的身体而感到懊恼，这是50岁人共有的特征。坚持自己的精神追求，遇到任何困难都不要退缩。另外，你还要让自己的身体得到充分的休息与恢复，每天都用积极的心态迎接清晨的第一缕阳光。

随笔 重新认识生活

你会选择站在那里排队浪费时间，还是会选择与别人快乐地聊天？你会憎恨那个让你绕远路的建筑，还是用欣赏的眼光看待这个城市的新增部分？对待生活，我们可以选择多种角度。在纸上写出最近某件让你感到不愉快的事，然后写出自己对它的正面看法。从不同的角度分析这件事情，看一看是否会发现某些值得关注的地方。

医生留言板

呼吸冥想法与想象冥想法

集中注意力，关注眼前的生活，消除一切杂念。可能你会这样想："我一直都在关注现在的生活。"果真如此吗？你每天都用多少时间回忆过去以及憧憬未来？"很长时间。"大部分人都是这样回答的。

过去发生的事是不可能改变的，在这些事情上纠缠不清，简直就是在浪费时间与精力。对未来的事情想得太多，也一样是在浪费生命。只有现在是你能够把握到的，你应该把精力都放在现在的生活上面。

在注意力高度集中的时候，你会忘掉所有事情，甚至不会注意时间的流逝，这时你会体会到内心极其安宁的感觉。如果想体会一下那种感觉，你可以先从冥想练起。把一颗葡萄干含在嘴里，放在舌头上，细心品味，慢慢咀嚼，最后将其咽下。在此期间，你需要保持精神高度集中。坚持每天进行这样的练习。

另外，你也可以选择正统的冥想方法沉淀自己的思绪。

- 呼吸冥想法：注意自己的呼吸，不要刻意强求，细心观察自己的呼气与吸气行为。
- 想象冥想法：观看燃烧着的蜡烛，让蜡烛后面的背景慢慢从眼中消失。

把注意力都集中到现在的生活之上，用实际行动实现自己心中的理想，你会发现自己的生活从此变得更加美好。

酷行动 瑜伽静心法

为了让大脑安静下来，人们想尽了方法。在这里，我再向大家介绍一种瑜伽静心法，帮助你沉淀自己的思绪。

方法：找个舒适的地方坐下，闭上双眼，抬起双手与胸同高，掌心相对，与双脚同宽。慢慢合拢双手（但不要彼此接触），然后分开。想象自己两手之间有一个可以随意变形的“能量球”。注意自己的感觉，如果有思维闯入大脑，马上把注意力集中到双手之上。持续练习几分钟。在练习过程中，你可以感到身体内有“能量”在流动。

至少尝试一次的事情

- 脚步轻快。行走时要轻盈优雅。
- 原谅自己。过度自责只会影响自己的成长。
- 原谅他人。过去的事情就让它过去，解开心中的枷锁。
- 保持乐观。在做了什么愚蠢的事情之后，告诉自己：生活本来就是很好笑的。从平凡的生活中寻找幽默的元素。

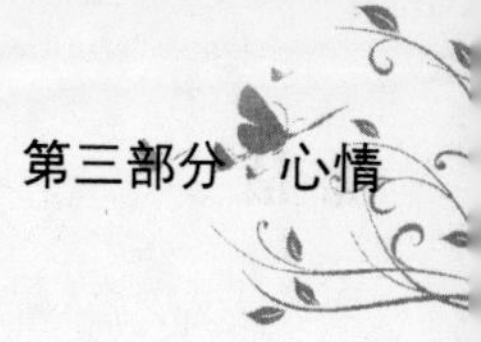

让自己燃烧起来

你内在的天赋是无法掩藏的，它会时刻显露在世人面前。每个人都有独特的个性，不要拘泥于别人的思想，让自己闪耀起来吧!

平克·弗洛伊德是摇滚史上最成功的乐队之一。它的创始人有西德·巴雷特、罗杰·沃特斯、理查德·怀特与尼克·梅森。其中西德·巴雷特是个性情古怪却才华横溢的音乐人。20世纪60年代，在乐队成立初期的一次电视演出前，西德往自己头发上涂了许多东西。后来在台上演出时，灯光的热量把这些东西都融成了液体。它们流到西德的脸上，乍一看去，仿佛是西德的脸融化了一样。或许你听说过“融脸吉他手”，他就是疯狂的天才西德。西德在25岁的时候回到了自己的家乡，隐居在静谧的小山村里，享受着田园生活，并在那里度过了35个春秋。

人的个性各有不同

历史上有许多关于天才的故事，有喜有悲。例如，弗吉尼亚·伍尔芙用自杀的方式结束了自己的生命。西德却不一样，他选择了一片净土来避开世间的喧闹。

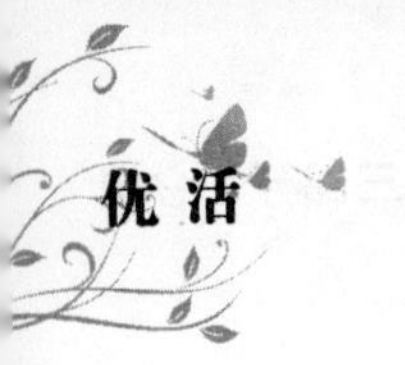

或许你的所作所为总会引致人们异样的目光，但那就是真实的自己。周围的人只看到了你古怪的行为，却没有发现你内心的狂热。不要拘泥于别人的思想，让自己闪耀起来吧！

沙子里的钻石也会闪亮发光

天才往往会被人们所误会。因为他们的一些行为不被世俗所接受，所以许多天才都被冠以“疯子”的“美名”。即便是言谈举止让人无法接受，你也不必伤心痛苦，因为每个人都有独特的个性，只不过你的个性稍强而已，或者说你在某方面存在着过人的天赋。或许你也尝试过像普通人那样生活，但你内在的天赋是无法掩藏的，它会时刻显露在世人面前。既然如此，那就收起掩藏自己个性的遮布，闪耀出自己特有的光芒！

积极对待自己的个性

儿童教育学家玛利亚·蒙台梭利认为，世界上的每个个体都要完成其独特的任务。即便是扰人的事物，也有其存在的理由。例如蚂蚁，它们群居在一起，辛苦工作，四处奔走觅食。它们会搬走挡在自己前面的障碍，即使障碍物比它们的身体还要重许多。在许多人眼中，蚂蚁就是一种会咬人的小虫子，但实际上，蚂蚁也有其存在的理由。如果蚂蚁不存在了，那些靠吃蚂蚁为生的动物怎么办？或许它们能适应新的生态环境，从而生存下来，或许它们也跟着蚂蚁一同消失。所以说，蚂蚁也是维持生态平衡不可缺少的一部分。

天生我才必有用。请不要再妄自菲薄，积极地对待自己的个性。

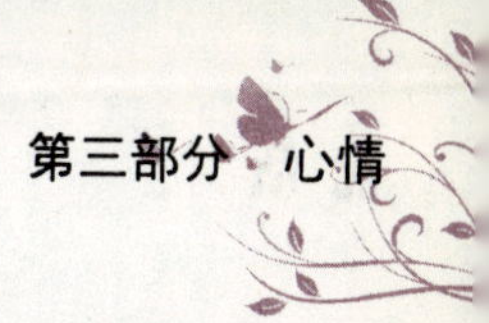

让自己燃烧起来

也许你还没有发现自己工作的重要性，想象一下碳原子的作用：它即可以构成煤为人类供暖，又能够变身为钻石，光芒四射。与碳原子一样，我们每个人都有各自的职责要履行，不管是大是小，都有重要的意义。

随笔

疯狂创作

在纸上进行一次独特的疯狂艺术创作，写下或画出那些能够表现出某种“巅峰”状态的词语、句子与图案，用一些色彩鲜艳的笔让它们闪耀起来。

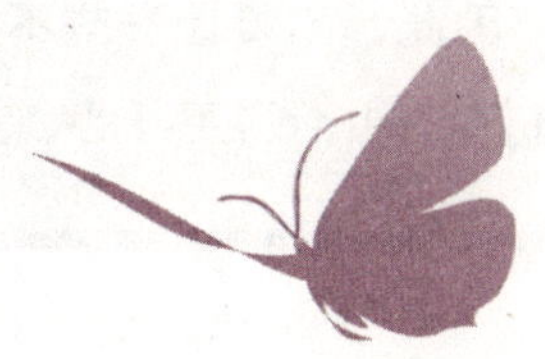

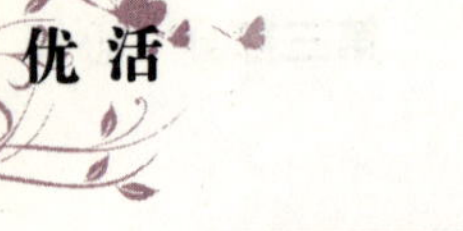

医生留言板

心理健康

每个人都有其独特的性格特征，不要把自己独特的性情当成是一种错误。你要庆幸自己只不过是性格与众不同而已，而没有患抑郁症、焦虑症、恐惧症、注意力缺失障碍或上瘾症。倘若一个人遇到了后面的这些麻烦，那才叫真正的不幸。例如，注意力缺失障碍患者无法专心地做完某件事情，抑郁症患者承受着巨大的心理负担。

我们父母那一代人是伟大的，他们在生活中从不低头，也从不抱怨。他们努力工作，小心谨慎，从不相信什么心理保健的说法，认为自己根本没有必要担心心理健康。然而，我们这一代人却大不相同。在成长的过程中，我们会遇到许多心理健康方面的问题。由于无法从父母那里得到足够的理解，我们中的一些人便会慢慢形成一种古怪的性格。

幸运的是，我们现在可以找一些专业人士进行心理咨询，再也不用单独承受这种心理上的痛苦了。如今，东西方医学在解决心理健康问题上面都取得了重大的进步，这对我们来说无疑是一个好消息。

因此，不要让一些不必要的烦恼影响到你的心理健康，50 岁的我们有理由活得更开心、更快乐。

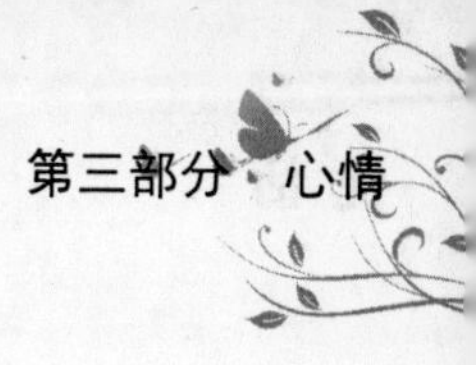

正视死亡

恐惧心理会让死亡变得更为可怕。不要让恐惧感笼罩自己的心，它会使你的生活变得黯然失色。与其畏首畏尾地苟活，不如大胆地正视死亡，扔下心理包袱轻松地生活。

“死神”长着一副可怕的面孔。它可以到达任何地方，把人们从所爱的人身边夺走。

大多数人都害怕提到死亡的话题，因为人们害怕死亡。其实，世上还有许多人没有活到50岁，所以我们应该感到庆幸。与其畏首畏尾地苟活，不如大胆地正视死亡，扔下心理包袱轻松地生活。

不死的故事

阿尔特·布赫瓦尔德被誉为美国当代的马克·吐温、幽默语言大师。在80岁的时候，为了配合切除坏死的右脚和小腿，他开始做肾脏透析。切除手术后，阿尔特决定不再做肾脏透析。当时是2006年2月，医生说他只能活几周的时间。于是阿尔特便开始等待着死神的降临，他的朋友们也纷纷来与他做最后的话别。然而，几个月过去了，阿尔特还是没有等到死神到来的那一天。

过了5个月后，阿尔特依然状态良好。他决定回家继续创作，

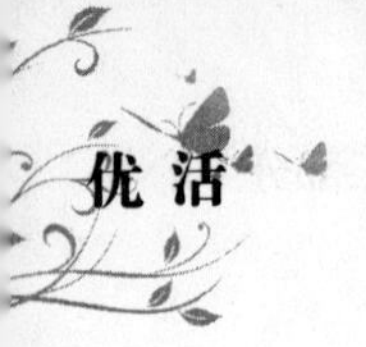

把自己等待死亡的过程写下来。最后他终于完成了《再见说得太早》一书，并等到了书发行的那一天。那年，阿尔特舒舒服服地过了一个冬天。认识这位老人的人都为此感到喜悦。

阿尔特在2007年1月离开了人世，在没有做肾脏透析的情况下，他又活了整整一年的时间。

消除恐惧心理

恐惧心理会让死亡变得更为可怕，但如果把死亡看成生命不可或缺的一部分，那么对死亡的恐惧就不会那么强烈了。不要让恐惧感笼罩自己的心，它会使你的生活变得黯然失色。

“秋季不怕收割机。”“蓝牡蛎”合唱团在歌声中这样唱到。我们应该消除自己对死亡的恐惧心理，就像那些劫后余生的人，他们往往会变得豁达许多。

记得我们在前文中提到的那位白血病患者兰妮吗？她曾这样说过：“生命是宝贵的，每一天都是上苍赐给我的礼物。”

患者在病痛的折磨中会慢慢地学会正视死亡，而在达到了这一境界之后，他们对人生又会有新的认识。

让我们勇敢地面对死亡的恐惧吧！把每一天都当成生命的最后一天来过，认真而又轻松地生活。

医生留言板

提前计划

没有人可以长生不老，趁现在头脑清楚，我们都应该计划一下如何满意地离去。虽然不必谈到每个细节，但是某些想法还是需要先说出来的。试着回答这些问题：你想在哪里度过生命最后的时光？在昏迷不醒的时候，你最想要什么样的照顾？在什么情况下你希望医生让自己安静地离去，而不再费尽力气抢救？

签署“医护代理人授权书”，意味着在你弥留之际无法自己作出选择的时候，你的代理人将会替你行使这一权力。

谈论死亡确实需要一些勇气，但是回答与死亡相关的几个问题还不至于让你逃避。这是不是有些为时过早？世事难料，今天好好的一个人，明天就可能住进医院！

即使你真的畏惧为自己考虑这个问题，至少为了你所爱的人这样做吧。如果你作出决定并写下来，会使他们好过很多。

酷行动　瑜伽中的“挺尸式”

方法：平躺是伸展全身的最佳姿势。躺在地板或垫子上，双腿伸直（或在膝下垫上枕头），双脚并拢。让脊椎与臀部都得到充分的放松，头部左右摇动数次，然后回到中间位置。下颌微缩，双臂放松，肘部伸直放松，手掌朝上，置于臀部两侧。消除心中杂念，平稳呼吸，尽量伸展身体。这样坚持 5 ~ 10 分钟，然后慢慢活动身体的各个部位，弯曲手指与脚趾，眨眼，屈膝，侧卧（左侧身体朝下），最后坐起。

至少尝试一次的事情

- 帮助临终的人。志愿去医院照顾患者，探访病情严重的朋友，或与某位身患绝症的人做笔友。这种经历会改变你的生活，同时也会帮助对方。
- 思考生命与死亡。没有什么事物是永恒的，生命也是如此。

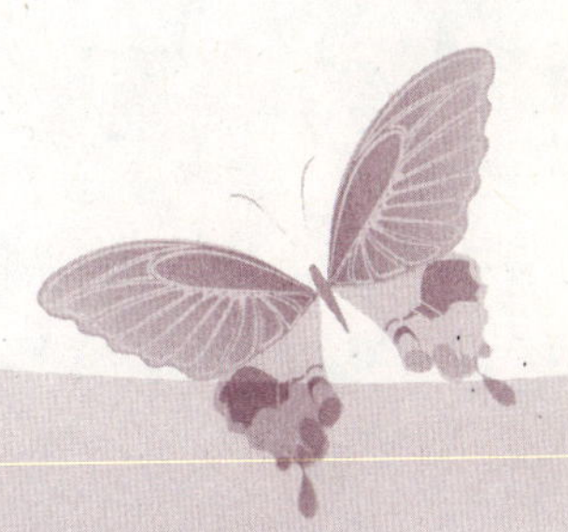

第四部分

心　　灵

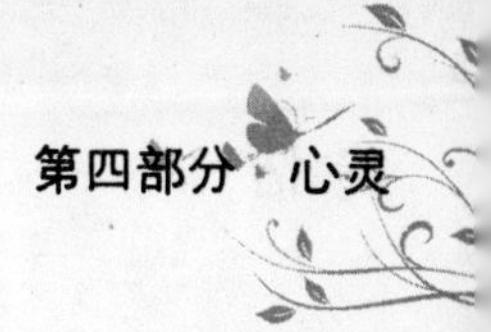

中年危机

中年时期是人生的第二个春天。步入中年的我们可以树立一个崭新的目标，改变自己的精神追求，甚至改变原有的工作。所以，请努力抓住这个机会！

我们在这一节中将主要向你讲述一些有关感情方面的知识。在中年人群中，普遍存在感情问题，因此被人们称为“中年危机”。

我小时候好友的父亲与我们一家的关系非常好。由于患有心脏病，这位父亲不得不搬到大城市去，以方便治疗。后来等到我们再见面的时候，我几乎都不敢认他了。当时他打扮得非常年轻，开着一辆新车，真应该用“容光焕发”这个词来形容他。现在想来，他的这种做法值得我们借鉴——享受地活。

抓住机遇

1965 年，社会科学家埃利奥特·贾克斯最先在他的报告中提出了“中年危机”一词，10 年之后，盖尔·希伊在她的《人生变迁》一书中引用了这个词，并引起了强烈的反响。

现在，“中年危机”随处可见。其实中年所面临的不仅仅是危机，同时也是一种机会，我们没有理由不抓住它。例如，我们可以

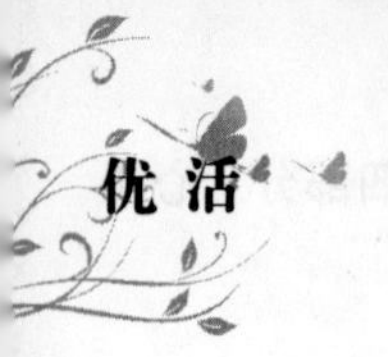

在这个时期买些新衣服、换一辆性能更好的车。中年时期是人生的第二个春天，可以给人带来许多新机遇。步入中年的我们可以树立一个崭新的目标，改变自己的追求，甚至改变原有的工作。所以，请努力抓住这个机会！

时光飞逝，朋友离去

人到中年，岁月无情，周围的朋友与亲人都慢慢地变老，这会让你感到伤感。

假如人生的道路上有两条路可以选：一条是崎岖但可绕过危险的山道，一条是痛苦的坦途，我想大多数人都会选择去走那条崎岖的山道。然而，现实生活中并没有这样的选择，痛苦是无法避免的。

所以，无论发生什么事情，请一定要坚强地活下去，照顾好自己。另外，多与别人进行沟通，这是消除寂寞的最佳方法。

在遇到困难的时候，对自己说："痛苦只会让我更坚强！"

随笔　发泄之笔

我们心中沉积了太多的想法与顾虑，这使我们无法作出正确的选择。用红色或绿色的笔在纸上写些东西，不要在乎写些什么，像涂鸦一样，随心所欲地把一整张纸写满。一直这样写下去，直至变得心平气和为止。

医生留言板

急救常识

如果你偶然遇到一场事故，有人受了伤，你会怎么做?

当然，你并不需要像一位专业医护人员那样要求自己，但你至少应该了解下面的这些基本常识：

- 拨打急救电话，然后按住伤者流血的部位。
- 表明自己的意图。例如："我是培基，我来帮助你。"
- 尽量与伤者进行身体上的接触，安抚伤者。
- 让伤者做些简单的动作。例如："你能把手递给我吗?"
- 鼓励伤者。例如："灾难结束了，救护人员马上就到。"

你可以学习一些基本的急救知识，也可参加急救培训。在事故现场时，拨打急救电话和鼓励伤者，这是你能提供的最大援助。

至少尝试一次的事情

- 喊叫。大声地喊叫几声，最好用枕头掩着点，否则邻居会报警的。或者大声地说出自己的誓言。
- 挑战自我。尝试攀岩运动。与悬崖的高度相比，以后生活中所遇到的困难就显得微不足道了。
- 换个新工作。有时候这是唯一的解决办法。

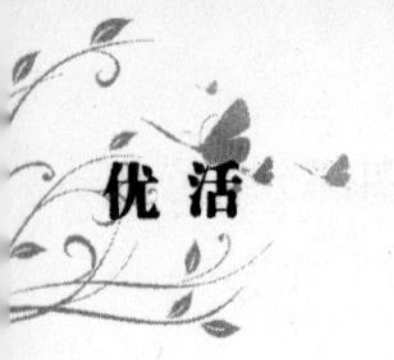

改掉坏习惯

经常反省一下自己的行为习惯，看一看它们是否影响了你的健康和生活。要尽力改掉坏毛病，否则它会使你的生活变得越来越糟！

我刚刚与81岁的母亲通过电话，她在电话里说："母亲节我过得很高兴，你可能都不相信，我们大家连一瓶酒都没喝完！"这的确很值得高兴，因为以前我的家人都非常能喝酒。母亲几乎每个夏天都要强调此事，要大家少喝点酒，现在终于见到成效了。

酒与健康

我们已不再年轻，我们的肺、血管与肠道的功能也在减退，它们再也经不起过于强烈的刺激了。虽然我哥哥肖恩的肝病并不是饮酒引起的，但医生还是警告他说："以后不能再喝酒了。"

我丈夫几个月前刚刚做完了膀胱癌手术，他的情况也同我哥哥一样，喝酒的日子结束了。幸运的是，他们都做到了这一点，成功地戒掉了酒瘾。我深深地为他们感到骄傲！

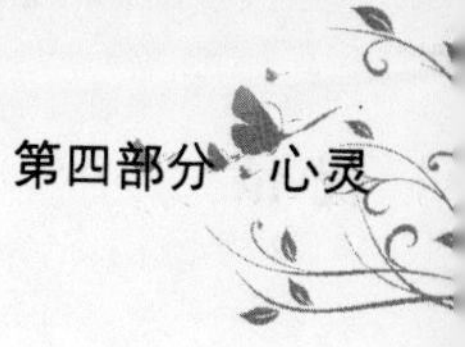

坏习惯

也许你会认为自己不吸烟，没什么坏习惯要戒。实际上，这取决于你对“坏习惯”的定义。经常反省一下自己的行为习惯，看一看它们是否影响了你的健康和生活。

也许问题源于你的完美主义思想或缺乏耐心的性格特征，也许你爱唠叨个不停，也许你总是低估自己，也许你总是爱说别人闲话或找别人的毛病。

不管自己发现了什么样的坏毛病，都要尽力去改掉它，否则它会使你的生活变得越来越糟！

燃烧的神经

我并非在夸大其词，你也知道，在美国经常会有人出现精神失常，也时常会有校园枪击事件发生。在我看来，坏习惯久而久之有可能影响精神健康。在精神出现异样之后，有些人则会出现暴力行为。

罗伯特·斯卡埃尔在《身体承受的负担》一书中用了“燃烧”一词来描述负荷过大的神经系统的真实状态，负荷使得大脑即将“爆炸”。在极端的情况下，负荷可以使人患上神经症或精神分裂症。人们在压力过大时最常见的表现就是脾气暴躁，就仿佛是一桶火药一样，一个小火星就会将它引爆。

如果你感觉自己的神经系统确实有点要“燃烧”起来的迹象，那你就要把那些“易燃的东西”清理掉。减轻神经系统的负荷，放弃自己原打算去做的一两件事情（如果可以的话）。接受你周围的人，包括他们提出的建议与做事的方法。

适当宣泄

为自己找点事儿做，例如整理花园、铺平道路，或者把房子打扫得干干净净。你也可以把那个放了很久的沙袋拿出来，把它挂起来，用尽全力击打它。在此期间，你不但能够发泄自己的情绪，还可以锻炼自己的肌肉与心血管系统。

随笔

鼓励自己改掉坏习惯

在下定决心改掉某种坏习惯后，你可以随身带上一个小笔记本，记下自己要改掉的习惯。当你达到这一目标之后，在笔记本上写出“再做一次”这样的话来鼓励自己。拿出纸与笔，想象一下自己改掉坏习惯之后会发生什么样的转变，然后把它们写下来。另外，再拿出一张纸，在上面写出自己的坏习惯，然后把这张纸撕掉，扔到垃圾桶里。

医生留言板

戒瘾康复法

使用“12步疗法”的戒酒无名会帮助许多人成功地戒掉了酒瘾。在世界范围内，戒酒无名会的会员达到了200万之多。虽然这种戒酒方法普及得很广，但它开始时的几个步骤非常难以做到（如感到“我没有能力”以及“我的意志将屈服于更大的力量”），这使得不少尝试戒酒的人最终放弃了自己的想法。

幸运的是，除了戒酒无名会以外，我们还有其他的戒酒途径可以选择，例如：

- 在斯坦顿·皮尔的《美国人的疾病》一书中，作者提出酒瘾是一种疾病，人们可以凭借自己的责任感与能力恢复健康。
- 借助周围人的力量。饮酒者可以向家人、朋友、咨询师、医生与其他支持性团体寻求帮助。对有些人来说，得到周围人的支持，他们会更快地戒掉酒瘾。

不管选择哪种方法，走出戒瘾的第一步就说明你已经很了不起了！

新举动

酷行动

我从许多吸烟者那里了解到，戒烟最难的地方就是“不知道自己的手和嘴要做些什么”。不论是要戒掉哪种坏习惯，如吸烟、喝酒、吃零食与购物等，你都应该为自己找点新的事情来做。叼根牙签，出门前先在嘴里放一块口香糖，避开那些能够引诱自己的东西。

至少尝试一次的事情

- 坚持不懈。对许多人来说，戒瘾不是一次两次就能成功的，所以戒瘾者应该不断地鼓励自己，肯定并巩固自己所取得的每一点成绩。
- 寻找“战友”。不论采用何种戒瘾方法，你都可以找到并加入那些适合自己的戒瘾团队，或与自己的医生多交流。
- 依靠记录克服困难。用笔记录自己戒瘾的过程，包括在此期间你所经历的那些痛苦与快乐的事情。

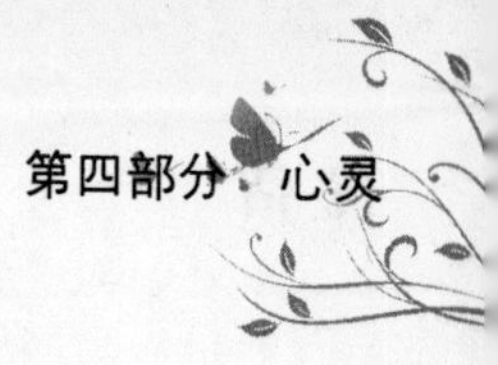

大声哭出来

在悲痛面前，哭泣是人类的本能。不要掩藏内心深处的那个“黑盒子”，将它打开，把痛苦释放出来！相信泪水会把一切痛苦冲走，就像雨水洗去尘埃一般。

如果感到有些难过，那就哭吧，亲爱的。把所有不快都哭出来，这样你就不会感到那么悲伤了。许多人在自己 50 岁生日那天会觉得无所事事，实际上，这个时候我们还有一件非常重要的事情要去做，那就是让感情释放出来。

想哭就哭

有些人在自己的 50 岁生日聚会上怎么也高兴不起来，他们的伤感情绪成了聚会的主色调。如果你也是这样，那么就试着通过眼泪或言语把自己的感受表达出来吧。在哭泣或与人交谈的过程中，你大脑中内啡肽含量会有所提升，这会使你变得更加乐观。

交谈与哭泣，是两种使你摆脱痛苦的好方法。

人们在失去某件心爱的东西时就会感到悲伤。中年人注定要失去很多东西，也注定会出现悲伤的情绪。如果没有人和你分担悲伤，那就向自己倾诉苦楚吧。

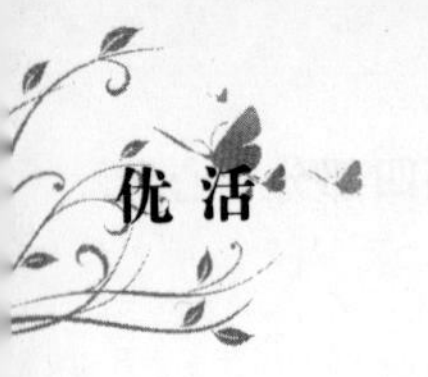

休眠防护

也许你并不认为睡觉是一种很好的保健方法，但是实际上，睡眠可以让身体最大限度地适应中年时期的生活习惯。另外，悲伤的情绪也可以在某些侧面反映出人们的心理疲劳，所以请好好地休息一下吧！

起初，我不太认同通过哭泣的方式来减轻痛苦的做法。尤其当我在丹学瑜伽中学习了这一方法后，我变得十分困惑。因为丹学瑜伽提倡的是快乐锻炼的理念，显然哭泣与这一理念背道而驰。后来我才渐渐明白了其中的道理，瑜伽锻炼要求练习者怀着年轻的心态，最好是像孩子们一样。当孩子们遇到不高兴的事时，他们会怎么办呢？

大声哭出来

当孩子们不高兴时，他们会做些什么？号啕大哭！在亲身体验之前，许多人都不相信这种方法可以减轻内心的伤痛。

在悲痛面前，哭泣是人类的本能。不要掩藏内心深处的那个“黑盒子”，将它打开，把痛苦释放出来！也许你不愿意大声哭喊，那就在流泪的时候大声地叹息吧。相信泪水会把一切痛苦冲走，就像雨水洗去尘埃一般。

适当地哭喊的确可以在很大程度上减轻心中的悲痛情感。哭过之后，出去走走，使心情平静下来。

医生留言板

抑郁症

你有抑郁症吗？回答这个问题之前请先看一看下面这些问题：你的睡眠习惯是否发生了变化？你的睡眠时间较长还是较短？你的胃口是否出现了变化？你是否经常出现头痛、胃部不适或慢性疼痛等症状？你是否感到疲倦与反应迟钝？你对酒精的依赖心理是否变得越来越强？

如果存在上述问题，你就有可能患有抑郁症。据调查，抑郁症患者经常会出现伤感、空虚、自卑或罪恶的心理，有些抑郁症患者的体重会大幅增加。

中年是一个充满了变化的人生阶段，失落与悲伤都是中年人正常的表现，但这绝不包括抑郁症。据估计，中年人群中有37%的人患有抑郁症。抑郁症在很大程度上威胁着人们的健康。

除了服用化学药品之外，我们还可以选择许多其他的治疗方法。改善自己的运动方式与饮食习惯。多做有氧运动来提高内啡肽与其他天然化学物质的含量，选择某些可以较好地保证情绪状态的食物，多喝水对此也有很大帮助。采用草药疗法，如服用贯叶连翘提取物。

或许你只是需要一个能够与自己谈心的人，例如一位出色的临床医学专家、顾问或生活导师，向他们倾诉你的内心感受。

你所表现出来的身体不适也有可能是其他原因造成的，而非抑郁症，例如甲状腺功能减退。

如果感觉自己患上了一定程度的抑郁症，请不要忽视这个问题，对自己多负一点责任，让自己的感觉变得更好一些！

酷行动　按压练习

方法：身体坐直或直立，两手手腕交叉于胸前，头部略微向下。伸出手指，将中指按压在锁骨与肩膀接合的地方，深呼吸（速度要慢），坚持一分钟的时间。在此期间，注意放松身上的各处肌肉，消除心中的杂念。

至少尝试一次的事情

- 写一封不会寄出的信。有些事情闷在心里会让人很痛苦，把它们说出来或写下来就会好很多。写封信倾诉你的感情。当然，如果愿意，你也可以把这封信寄出去或烧掉。
- 为亲人扫墓。带着鲜花去为故去的亲人扫墓。在墓地四周，注意观察那些写得很动人的碑文。
- 祭奠祖先。在传统的拜祭节日里，祭奠自己的祖先。

随笔　让心灵休息

请点燃一根蜡烛，放在桌子上。在想象中把各个阶段的自己都请到桌子旁坐下，即儿时的自己、10多岁时的自己、上大学时的自己、30多岁时的自己以及40多岁时的自己。依次问他们还有哪些事情没有做完，然后将他们的回答记录在纸上。在回答完毕之后，请他们离开！接下来唱一首悲伤的歌曲，最后吹灭蜡烛。

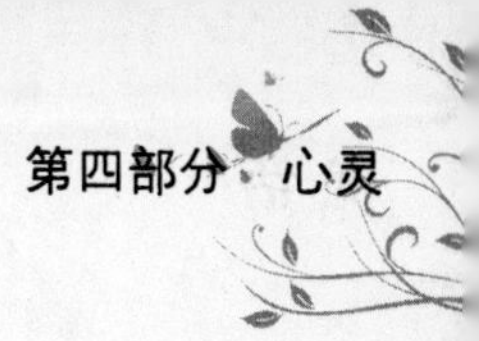

不要带着怨恨生活

原谅一个人并非是一件很容易做到的事情，但如果你做到了，便会感到无比的轻松。宽恕之心可以消除一个人的戾气与忧虑，减轻不必要的伤害。

随着生活阅历的增加，中年人对世界的认识也会变得越来越深刻，但这不代表我们就不会犯错，也不代表别人不会对我们犯错。

忘掉恩怨

即便别人对你犯下了一个不可弥补的错误，你也应该原谅对方，因为我们不能带着怨恨生活。时间就像潮水一样，它可以冲淡一切伤痕。过去的事情就让它过去，不要总是念念不忘。

寻找犯过错的人

忘掉一件事很难，忘掉一件别人做错的事更难。这些年来，你与那个对自己犯过错误的人可能一直都没有联系。他变成什么样了？交谈是打开心锁的钥匙，找这个人交流一下吧。如果你认为当面交流会让对方感到难堪，那就先把他的电话号码找出来吧！

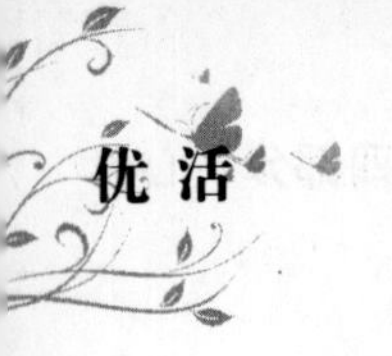

迈出关键的一步

也许你可以找一大堆理由不去打这个电话，然而迈出这一步是非常关键的。就像我的朋友琳达一样，在与父母断绝关系几十年后，她终于打了这个电话。

琳达曾对她的男友说：“父母教会了我们去爱这个世界，并无私地爱着我们。这30多年里，我每天都在想着他们。”后来在她50岁生日聚会那天，琳达的一位朋友对她说：“与他们谈一谈，解决你们之间的问题。让他们说说你哪里做错了，然后把它改过来。”琳达接受了朋友的建议，拨通了家里的电话。

琳达回忆说：“我与父亲谈了两个小时，他的声音颤抖着，我也非常激动。”这么多年，琳达与她的父母谁都没有作出让步，关系一直闹得很僵。“其实，我们都很惦念对方。”琳达补充道，“50岁生日那天往家里打的电话让我终身难忘！”

随笔　写出交流的话语

打电话时要说些什么呢？又从何说起呢？首先回想当时你与对方之间发生的事情，然后客观地分析一下这个问题。接下来拿出纸与笔，写出自己的想法与结论，再写出自己对这件事的感受，最后写出自己日后的打算。

医生留言板

宽恕的作用

原谅一个人并非是一件很容易做到的事情，但如果你做到了，便会感到无比的轻松。宽恕之心可以消除一个人的戾气与忧虑，减轻不必要的伤害。

宽恕之心对身体也会产生积极的作用，例如可以减少冠心病的发病几率。在消除长期积压在心头的气愤与憎恶之后，血压以及生理性压力反应幅度会随之降低，同时情绪状态会得到明显的提升。不止如此，在原谅别人犯下的错误之后，睡眠质量也能得到改善。当然，还有许多真实的例子，这里就不再详细列举了。

科研人员发现，在一个人原谅了别人所犯的错误之后，其大脑中的血液流动模式会发生相应的改变，同时其大脑的功能也会得到明显提升。

也许在未来，科研人员在这一领域还会有新的突破。到那时，我们这些情感丰富的人类可能就会生活得更快乐了！

酷行动 静心练习

打电话前感到有些紧张吗？那就用 15 分钟的时间来做做热身运动吧。

方法：选择一个让自己感觉最舒服的位置，把椅子摆好。把电话号码放在电话旁。在茶杯里放些自己最喜欢的茶叶。在烧水的时候，双手握拳（四指在上，拇指在下），轻轻敲打小腹，消除心中杂念。等到水开后，用手顺时针方向按摩腹部数次。接下来把开水倒入茶杯里，舒服地坐到椅子上，细细地品几口茶。在整个过程中，你都要做到心平气和，镇静自如。

至少尝试一次的事情

- 重归于好。庆祝一下“和谈”的成功，微笑、拥抱或大声哭出来，释放出这些年间自己心里的苦楚。
- 打一圈电话。距离并不能阻碍朋友之间的友谊，用一年的时间打遍自己所有朋友的电话。

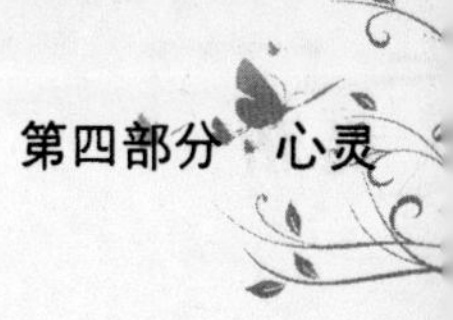

开个派对

办派对的主要目的是让在场的人感受到快乐。在派对上，你唯一要做的就是用心去享受快乐。

派对是一种传统活动，它可以帮助人们联络感情、交流思想。派对有许多种类，作为派对的主人，你可以有多种选择。一次12人的盛宴？去饭店还是在家吃些家常菜？请乐队还是放音响？不管选择哪一种，你在派对上都会感受到莫大的快乐！

派对带来的快乐

也许你会这样问："我在派对上喝多了怎么办？"很好，至少你还介意这个问题。那些从不认为自己会喝多的人往往会在宴会上醉得一塌糊涂。

办派对的主要目的并不是喝酒，而是让在场的人感受到快乐，所以你大可不必担心自己的酒量。在派对上，你唯一要做的就是用心去享受快乐。

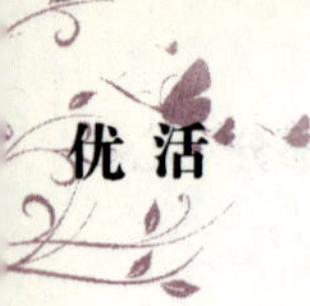

医生留言板

女性与冠心病

我有一位朋友叫吉尔，在一次爬山的时候，她发现自己的前胸有种异样的感觉。她认为这只是自己的气管炎在作祟而已。然而，过了不久，吉尔又出现了这种感觉，于是她决定去找医生看个究竟。经过一系列的检查，医生诊断吉尔患上了冠心病，并建议她马上进行手术治疗。两个星期后，吉尔成功地接受了心脏搭桥手术。

过去20年间，吉尔每天都坚持锻炼。这是一件好事。她的医生这样说过："如果不是坚持锻炼，吉尔10年前可能就不在人世了。"现在吉尔依然健康地活着。记得上次我看到她时，她刚刚骑车锻炼回来，看上去依然和40多岁的人差不多。

在美国，每年死于冠心病的人要多于其他任何一种疾病。一般情况下，女性冠心病发作的表现并不明显。相比之下，男性在冠心病发作时却会表现出胸痛、流汗、恶心与呼吸困难等症状。如果不是检查得及时，吉尔或许也会难逃一劫。所以，女性朋友们请记住：不要忽视身体上任何一种异样的变化，及时检查。

吉尔告诉我说，她现在很注意自己的饮食——少吃蛋黄、奶油，多吃水果。并且通过锻炼，吉尔还很好地控制了自己的体重。吉尔希望自己的心脏不用再做手术，我相信她能做到这一点。

酷行动 "开心"练习

"你能让双肘在背后碰到一起吗?"在派对上，经常会有这样的比赛，大家把手背到身后，努力地让两个手肘碰到一起。参加比赛的人不但给宴会带来了快乐，还在无意间锻炼了自己的身体。

方法：站直身体，双臂在背后扣紧伸直。向上抬起双臂，同时向后移动双肩，注意把手臂伸直，双手的手心尽量贴紧。保持这种姿势，慢慢数 10 个数。一天重复做几次这样的练习。

至少尝试一次的事情

- 追求渴望得到的东西。你还等什么呢?
- 敞开心扉。我们的内心就好比是一个袋子，多年来它的袋口都被绳子勒着，而且越来越紧。现在是时候该松一松袋口了!
- 举办派对。你可以举办各式各样的派对，包括生日宴会、晚餐聚会、野餐、茶话会、新年聚会、舞会和庆功聚会等。

随笔 列出自己收到的礼物

在踏入每个新的人生阶段时，写一封真挚的感谢信，向父母、生活或整个世界表达自己的谢意。人在一生之中会收到很多礼物，来自父母、朋友与生活本身。写出到 50 岁为止自己所收到的礼物（当然无法全部列出，写得越多越好）。

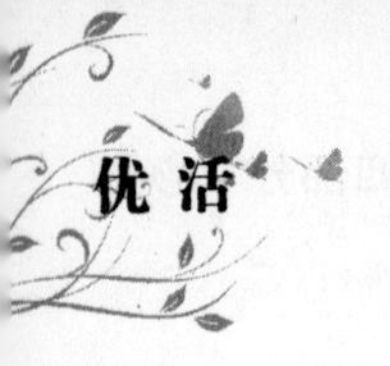

尊敬长者——包括你自己

如果你还无法接受中年时期的生活，给自己一点时间，迟早你会喜欢上自己，因为现在你在周围人那里接触到的大多都是尊重的目光。

在过100岁生日那天，美国著名喜剧演员乔治·伯恩斯这样说道："从小人们就教我要尊重长者，现在我发现，值得我尊重的人越来越少了！"的确，尊敬长者是一项优良传统。但在这里，我们所说的长者并不单指那些比自己年岁大的人，同时还包括我们自己。

祝贺自己

对自己的年龄感到有些惊慌失措吗？这很正常，每到一个生命时期，人都需要一定的适应过程。然而，作为中年人，我们应该感到庆幸，因为我们的生命还在延续。如果你还无法接受中年时期的生活，给自己一点时间，迟早你会喜欢上自己，因为现在你在周围人那里接触到的大多都是尊重的目光。

步入中年以后，我们便有了去参加一些特殊庆祝活动的资格。作为女性，我们可以参加所谓的"巫婆庆祝仪式"聚会。在这种庆祝仪式上，我们会体会到自豪感。

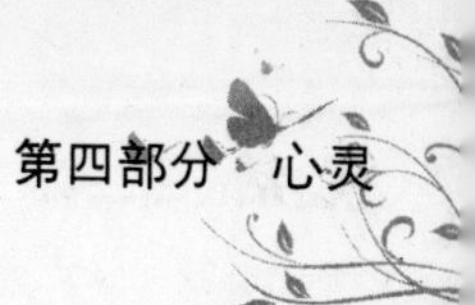

嗨，你叫谁老巫婆

在西方社会里，贬低一位上了年纪的女性最常用的词就是“老巫婆”。这个词确实令人反感，但仔细想一想，它也并非全是贬义。老巫婆一般都有特殊的本领，具有超凡的智慧，这一点与我们这些饱经世事的中年人有相似之处。

我在30多岁的时候就去参加了“巫婆庆祝仪式”聚会。当时聚会邀请函上这样写道：“带上你认为对自己很重要的东西，并做好送人的准备。这个东西一定要对你有着深远的意义。接受此物的人是即将踏入智慧之年的朱迪。”

看到“智慧”一词，我一下子想起了我的那两颗“智慧之牙”。当初牙医从我嘴里把它们拔出来的时候，问我要不要，我回答：“当然要，这两颗牙跟随了我几十年，怎能说丢就丢呢?”

传递下去

我把我的那两颗牙送给了朱迪，朱迪微笑着收下了这个礼物。后来在我打算搬离这个城市的时候，朱迪拿来了一个宝石盒。打开盒盖后，我发现了我的那两颗牙。

能够传递下去的东西往往都是财富，而长者留下来的东西更是无价之宝。

医生留言板

为老年人着想

在家庭生活中，我们应该多考虑一下长辈们的感受，尽量让他们舒服地享受晚年时光。以下是我的一些建议：

- 在老人洗澡时把水温调低些，以防烫伤。
- 修理好那些松动的扶手，将其固定牢靠，以防老人摔倒。
- 扔掉旧杂志或报纸等废品，因为老人可能会被它们绊倒。
- 安装夜间照明灯，把已有的灯替换成大功率的照明设备。使用那些按钮与数字都较大的电话，再在适当的地方摆上放大镜，以供老人阅读时使用。
- 使用密封式壁炉或电炉。老人们很容易忘记关煤气。
- 把冰箱里存放过久的食物拿出来扔掉。
- 在厕所座便上安装一套辅助支撑设备。在浴盆或淋浴地点旁边安装横木，以便老人扶握。建议老人使用淋浴椅。以配有软管的淋浴头代替固定的淋浴头。
- 不要把药瓶的瓶盖儿拧得过紧。将药品分类存放。
- 建议老人经常清理自己的耳朵。如果老人需要戴助听器才能听到别人说话，鼓励他整天都带着它（包括他自己一个人的时候）。
- 帮助老人修剪脚趾甲。如果老人是糖尿病患者，这一工作就更加重要。如若必要，可以请足科医生或专业护甲人员来为老人修脚。

- 情感交流也是保持健康的一大关键。为老人购买一只宠物，例如鸟或小狗。宠物可以为老人的生活增添不少色彩。多让孩子与老人待在一起，这样也会给老人带来许多快乐。另外，养老院也是老人享受老年时光的好去处，当然你需要多去探望他才行。
- 准备紧急报警装置。在老人的床边安放一个报警按钮，以便老人在出现紧急情况时及时得到救助。
- 寻求帮助。当地养老院经常会派出一些志愿者帮助那些有老人的家庭，你可以寻求他们的帮助。

随笔

表达尊敬之情

在纸上写出自己最尊重的几位长辈的名字，然后在每个名字下面写出你从这位长辈那里学来的东西。最后在这些人中挑选出一位，给他写一封信，表达自己的敬意。如果这位长辈还健在，那就把这封信寄出去。

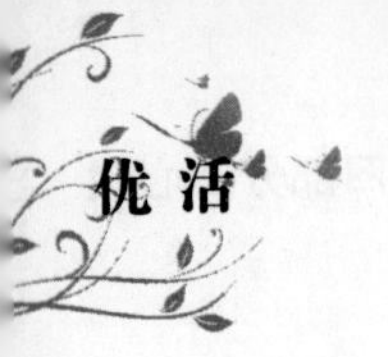

酷行动　记录长辈的谈话

在得到长辈同意的情况下，用摄像机拍摄你与长辈交谈的过程。在拍摄之前，先好好地检查一下设备，试拍一下，看能否得到理想的影音效果。然后开始问长辈问题，如“你能告诉我……”坐下来仔细听老人的回答。

至少尝试一次的事情

- **分享活力**。与一些上了年纪的老朋友分享自己的精神活力，经常与他们进行交流。
- **在遇到困难时，询问长辈的意见**。仔细听取他们的建议。
- **向老人表达尊敬之情**。探望上了年纪的朋友与亲戚。
- **欣赏古老的美**。大自然中一棵棵苍天古树足以让你感受到古老的美。与朋友一起手拉手拥抱一下这些古树。
- **与父母一起看一部电影**。或《相约星期二》、《金色池塘》与《魔茧》等。

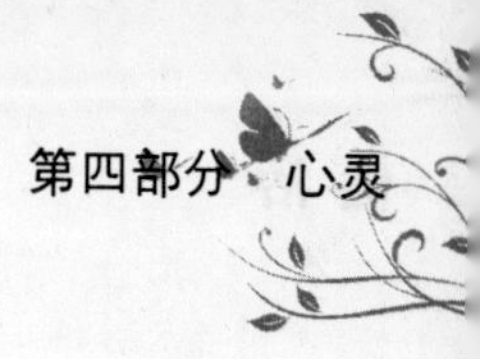

进入年轻人的生活

我们应该关心年轻人，像对待自己的亲人一样对待他们，扶植那些即将创造未来的下一代人！

我有一个朋友叫凯文，她在步入中年以后才有了第一个孩子。因为凯文是被领养的孤儿，所以在生下这个女儿之后，她才算真正见到一个与自己有血缘关系的至亲。于是，这个刚刚降生的宝宝凯特琳便成了凯文生命中的至爱。

并非只有长者才有智慧

眨眼之间，凯特琳已经上完幼儿园，成了一名小学生。“那天是母亲节。”凯文对我说，“发生了一件令人不可思议的事！晚上，我哄凯特琳睡觉，发现她突然变得很难过，几乎快要哭出来了。于是我就问她‘怎么了，宝贝？为什么这么伤心啊?’她回答‘我在想……妈妈的妈妈，不是外婆，是妈妈的亲生妈妈，今天一定很难过。’你相信这是从一个刚满 5 岁的孩子口中说出来的话吗?”

我信，我从未怀疑过孩子们的智慧，而且我还相信孩子口中可以说出一些真理！他们一直都在用自己的眼睛审视着这个世界。

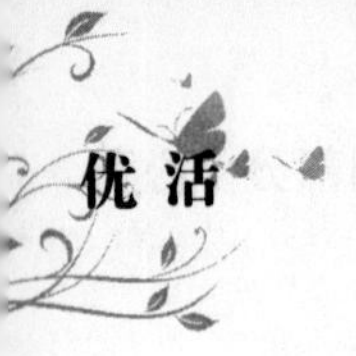

进入年轻人的生活

或许你也有与凯特琳年纪相仿的儿女或孙子孙女，或许你根本就不曾有过任何孩子，不管怎样，进入中年时期的我们都应该试着靠近那些年轻人的生活。

我们应该关心年轻人，像对待自己的亲人一样对待他们，扶植那些即将创造未来的下一代人！我们并不需要郑重其事地表达自己对年轻人的关心，只要摘掉有色眼镜就好。在公司上班时，看一看身边那些比自己年龄小的人，以及那些初来乍到的新人或毕业生，你要做到一视同仁。走在街道上，看一看身边那些行色匆匆的年轻男女——他们正在努力创造自己的明天（正如你年轻时一样）！另外还有那些在街头玩耍的孩子们，你是否能和他们成为朋友？如果可以的话，我想你们双方都会获益匪浅！

重新学起

黛比在40多岁的时候才开始学花样滑冰，年轻时的她从未想过去练习这项运动。在学习过程中，黛比摔倒过无数次，然而她的热情却没有丝毫减退。经过不懈努力，她终于能够在晶莹的冰面上自由滑翔了，你可以想象到她当时有多么快乐！

黛比这样回忆说："刚刚开始练习的时候，我就像是一个初到冰面的小孩子！"实际上，当时黛比所在的滑冰场里的确都是些小孩子。"孩子们帮助我练习，并指导我如何做动作。我记得一位六七岁的小姑娘还一直鼓励我，对我说'你能做到！'"

让我们像孩子们一样，充满自信与热情！

医生留言板

菲登奎斯疗法

奈杰姆的后背一直都很疼。在几年前的一次事故中，他的一块椎骨受到了挤压，压迫了神经。作为一名经济学博士生，奈杰姆不能总在医院里等候镇痛处理，于是他选择了别的止痛方法。在众多方法中他最喜欢的就是菲登奎斯疗法。

奈杰姆这样对我说："我在行为举止上作出了很大的改变，就像小孩子一样做动作。"这就是菲登奎斯疗法的治疗原理。

摩谢·菲登奎斯出生于俄罗斯，他是一位物理学者、工程师与武术家。在双膝受到损伤之后，菲登奎斯用智慧改变了自己看似已走入低谷的生活。他对人类的发展史与神经生理学进行了仔细的研究，同时又观察分析了儿童的行动特征。最后他发现：在很小的时候，人们的行走方式基本相同，这种行走方式极不容易受到伤害。于是菲登奎斯便开始练习孩子们的行走方法，并获得了很好的止痛效果。

奈杰姆解释说："菲登奎斯疗法教会了人们如何用最少的力气完成一个动作。"在练习了这种方法之后，奈杰姆的背痛问题果然得到了很好的解决，同时他的身体也进入了更加放松的状态。现在，奈杰姆的头脑也变得冷静多了，这都归功于菲登奎斯疗法。

现在，人们可以参加菲登奎斯疗法培训班学习这种止痛方法。培训班的学员大多数都受过外伤，但也有一些健康的运动员与演员，他们学习这种疗法的目的是为了增加身体柔韧性，防止受伤。

酷行动　做一天孩子

用一天的时间模仿孩子们的活动，例如骑自行车、跳绳与弹玻璃球。最好叫上邻居家的小孩与家长一起玩！当然，在做强度较高的运动之前，你需要先进行热身。在身体感觉疲劳的时候，结束这一天的锻炼。

至少尝试一次的事情

- 时刻保持学习的心态。“一个刚刚起步的人有许多种选择。”韦恩·戴尔这样说道。像孩子们一样，始终敞开一颗接受新事物的心。
- 举办儿童派对。邀请一些心态年轻的朋友一起做孩子们的游戏，举办一个儿童派对。
- 收看青年节目。想了解现在年轻人的想法吗？去看青年节目吧，倾听年轻的声音。

随笔　开始涂鸦

感到有些心神不宁吗？想要出去玩一玩，但却还有工作要做，你遇到过这种情况吗？找出纸与彩色蜡笔，像小时候那样乱涂一气。涂完之后，把这些纸都撕成碎片，扔到垃圾桶里。准备好了吗？现在就关上门，关掉手机，开始涂鸦！

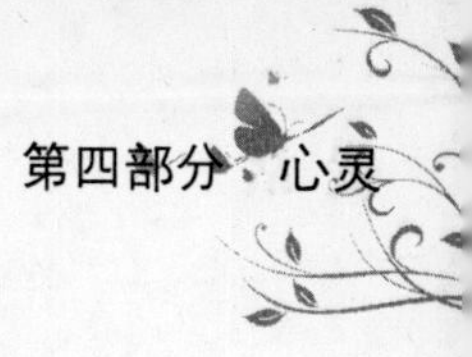

误会源于缺乏交流

友谊建立在彼此交流的基础之上。交流可以消除人们彼此之间的怀疑。在情感交流的过程中，我们的生活会变得更加美好!

几年前，我从报纸上获知，日本科学家研制出了一个名叫“Riman”的机器人。Riman能够提起35千克重的物体，还能够辨别出数十种气味，其中包括尿液的味道。所以这种机器人将来很有可能被广泛地应用到医护领域。

虽然科学技术进步得很快，机器人所拥有的能力足以让每个人感到惊讶，但是我想在很长一段时间内，机器人都无法进行真正意义上的交流。

学会与人交流

如果没有彼此之间的交流合作，人类便不可能在这个世界上生存与发展。如果一个人选择了自我封闭的生活方式，那么他的生活就不会充实。实际上，通过与家人、朋友以及整个世界接触，我们可以体会到极大的乐趣。

不要像躲在壳里的蜗牛那样，把自己与外界隔离开来。我们应

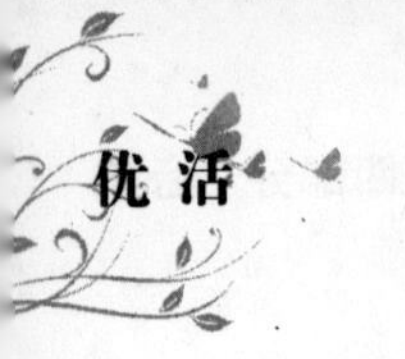

该积极地走到外面的世界里，就像歌里所唱的那样："你需要交个朋友。"研究显示，那些与亲人或朋友经常联系的人会活得更长、更幸福。友谊建立在彼此交流的基础之上，难道你不想多些知己吗？

误会源于缺乏交流

那是我刚刚开始练习丹学瑜伽的时候，有一次我的女儿觉得胃疼，想让我带她去医院。而按照我的经验，这种问题完全可以用按摩的方法解决。于是我便开始说服她接受我的这种"治疗"方法，可女儿的眼里却一直充满着质疑。我对女儿讲了有关丹学瑜伽的道理，并坚持用这种方法为她消除痛苦，后来她终于接受了我的想法。我开始用我所学到的方法按摩女儿的胃部，同时，还让她与我一同做自由呼吸。

她接受了这种疗法，并且又与我进行了许多与此相关的交流。过了一会儿，女儿从床上坐了起来，胃痛的感觉消失得无影无踪。

交流可以消除人们彼此之间的怀疑。为了亲情与友谊，请多多联系自己的亲人与朋友。在情感交流的过程中，我们的生活会变得更加美好！

医生留言板

治疗性触摸

触摸也能治病，这听起来很可笑是吗？但这种疗法却是很严肃的，也的确能够带来一定的效果。早在古代就有人使用这种方法来减轻痛苦，后来美国纽约大学的达洛斯·克里格博士将其改造成现在这种广为流行的治疗性触摸方法。20 世纪 70 年代，克里格博士与多拉·昆兹培训出了几百名医护人员，专门使用治疗性触摸方法减轻患者的痛苦。后来，这种方法得到了广泛普及。

治疗性触摸方法可以快速地减轻患者的痛苦，并且能够缓解焦虑心理，这一点已经得到了多方证实。如今，你在美国很多地方都会找到采用治疗性触摸方法缓解疼痛的医生。

随笔

写出自己的想法

如果有人说你看起来有些兴奋、悲伤或压抑，问一问自己：“我的身体感觉到了什么？我是如何表现出兴奋、悲伤或压抑的情感？”将你的想法写下来。

酷行动　解除“冰冻”

哺乳动物都有应激反应，然而，在某种紧急情况，有些哺乳动物却会出现“冰冻”反应。我们都了解，有些野生动物在遇到危险时会马上装死，以逃避天敌的追杀。与野生动物相比，我们人类面临危险时的反应要慢得多。在感受到生活的巨大压力时，我们会麻木地接受，不知做些什么才好。这就好像明知道要撞车了，却还一脚踩刹车，一脚踩油门。

下次在感到伤心与压抑的时候，请先静静地坐下来，集中注意力，消除心中的杂念，按照自己身体的实际感受做伸展放松练习。改善周围的环境，例如把房间涂成自己喜欢的那种颜色。

至少尝试一次的事情

- 与朋友取得联系。花些时间增进与朋友之间的友谊。
- 定期去做按摩。按摩并不是一种奢侈的消费，它能够使身体达到高度放松的状态。
- 感觉你的身体。用浴巾、毛巾或洗澡刷擦洗身体的每个部位，然后在身上涂抹浴油或浴液。

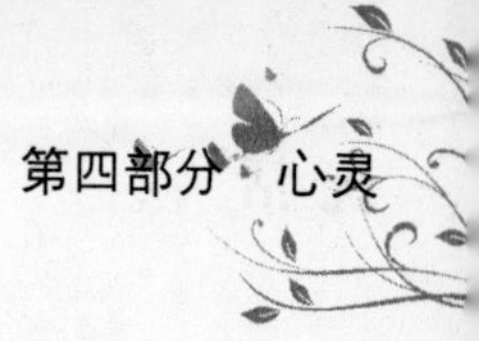

把爱传递下去

播种爱才会收获爱。你把爱传递给别人，别人也会把爱传递给你。如果每个人都愿意成为爱的传播者，那么这个世界将会变成一片爱的海洋。

从莎士比亚的悲剧到现代情景喜剧，爱情几乎是所有美丽故事的灵魂。“爱是伟大的，爱是永恒的！”过去是，现在是，将来也是！

不断去爱

许多人提倡“一生只爱一次”，而我却坚持认为，爱是需要多次付出的。只有坚持不懈地不断去爱，爱才会开花结果！

爱有多种形式，如浪漫的恋爱、无私的母爱与兄弟姐妹之间的关爱。作为人类，我们还应该去爱这个星球——我们安身立命之所。无私的爱是一种美德，同时也是心灵的升华。

把爱传递下去

播种爱才会收获爱。把爱传递给别人，别人也会把爱传递给你。如果每个人都成为爱的传播者，那么这个世界将会变成爱的海洋。

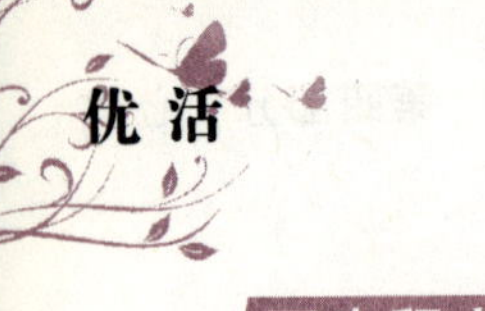

医生留言板

真爱无敌

我的表兄汤姆是个很风趣的人，小的时候他总能把我们逗得笑个不停。长大后，汤姆遇到了凯罗琳，并与她结为百年之好。他们真是天生一对，有他们在的时候，我们总能听到欢声笑语。

两年前，凯罗琳患了乳腺癌，这让我感到非常担心，害怕这场突如其来的重病会影响到他们两人之间的关系。然而看到汤姆的信之后，我才意识到这种担心是多余的。

“凯罗琳现在的健康状况很好。星期三医生为她做了手术，把受癌细胞浸润的组织全都切除掉了。在凯罗琳手术完成之后，我们的日常生活又渐渐地回到了以前的轨道，唯一不同的是，凯罗琳的身体上多了一个引流管。”

患难见真情。汤姆在凯罗琳生病期间一直都悉心地守护与照料着她，他们手拉着手，用真爱对抗着无情的病魔。

随笔

写封信表达自己的爱

有人曾经说过：“人们很擅长写情绪激昂的抗议书，但却不会写言语温柔的情书。我们应该学会如何给别人写信，不至于让他们看两眼就扔到一边去。”写一封表达真情的信吧。

酷行动

敲打练习

最近，我发现了一种十分有趣的健身方法，它所使用的健身工具由一个晒干的葫芦与一根木棒组合而成。沿葫芦嘴把木棒插到葫芦中去，然后将其固定好。用葫芦一端敲打自己的后背以及手臂与脊柱相交的地方。每天都抽空敲打一会儿。

至少尝试一次的事情

- 制作爱心卡片。用心制作 50 张爱心卡片，然后把它们送出去，例如送给杂货店店员、健身俱乐部的朋友或快递人员。体会自己心中的喜悦，注意观察他们惊喜的表情！
- 多参加一些社区公益活动。

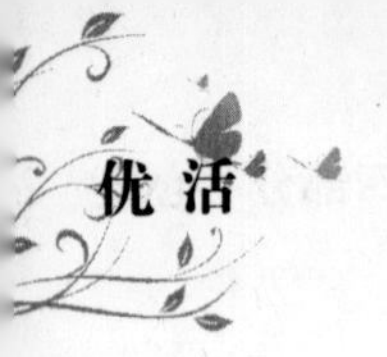

给后人留下些什么

拿出笔与纸，给自己的后代写一篇道德遗嘱。我希望你能够采用这种方法为后人留下一笔精神财富。

我所听到的最为经典的一句祖训来自于北美印第安易洛魁联盟："在做每项决策之前，我们都应该考虑到未来七代人的生活。"

"七代人的生活"，而非一代人的生活，这真是一个值得深思的问题！我想这句祖训非常适合现在的这个社会，因为我们对环境的破坏实在太严重了。若是继续这样下去，地球一定会变得面目全非！

你打算给后人留下什么

你想在一生之中取得什么样的丰功伟绩？在自己50岁生日那天许下这个愿望，并把它作为生命的最高追求。

人过留名

有些人不惜付出大量钱财来做慈善活动，为的就是能够在公共场所留下自己的名字。想一想那些以自己的名字命名医院的人会感

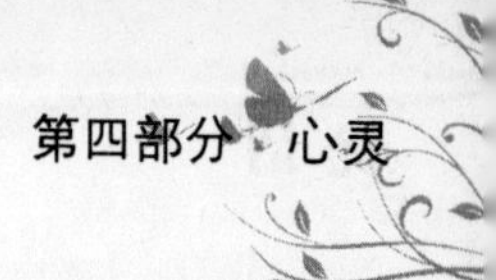

到多么的荣幸！不管怎么样，我们都应该感谢这些人，因为他们为公益事业作出了贡献。

无名英雄

与此同时，我们更应该感谢那些无名英雄——那些匿名捐款的好心人、助人为乐而不留姓名的陌生人……他们都是爱的播种者，在爱的土地上，他们只留下了播种的痕迹。

建立慈善医院的人固然应该得到我们的尊重，但那些为了地球环保事业而四处奔走的无名志愿者却更值得我们感谢，因为他们正在为人类的后代争取生存的空间！

至少尝试一次的事情

- 阅读传记。阅读那些伟人的传记，或在因特网上搜索一下那些刻在某些建筑上的人名，了解他们的生平事迹。
- 翻阅家谱。如果对自己的祖先感兴趣，可以去发掘更多关于他们的事情。寻找先辈们留下来的遗物。

医生留言板

道德遗嘱

“不要向人告贷，也不要借钱给别人。因为债款放了出去，往往不但丢了本钱，而且还失去了朋友。向人告贷的结果，容易养成因循懒惰的习惯。尤其要紧的，你必须对你自己忠实。正像有了白昼才有黑夜一样，对自己忠实，才不会对别人欺诈。”这是威廉·莎士比亚的名著《哈姆雷特》里波洛涅斯对儿子的叮咛。

米奇·阿尔博姆把一位博学多识的教授与自己的对话内容整理编辑后，出版了《相约星期二》一书。

这些作品都可以看成“道德遗嘱”。参照相关的知识，拿出笔与纸，给自己的后代写一篇道德遗嘱。通过这种文字记录的方式，把真实的自己展示给后人。我希望你能够采用这种方法为后人留下一笔精神财富。

首先调查一下与自己长辈以及家族历史有关的事情，发掘那些不为人知的秘密。然后用客观的眼光分析长辈的生活，并写出长辈对自己的影响。接下来把目光转向现在，仔细分析自己遇到的事情，并表明自己的价值观与金钱观，以及对朋友、家庭与工作的看法。最后，展望一下未来，写出自己想要的生活。

选择一些合适的内容写下来，然后寄给合适的人。

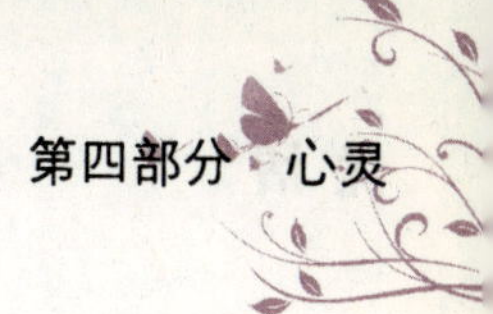

笑容满面

多笑一笑可以使你变得年轻，也会使你的生活变得更加幸福。经常微笑吧，在向别人传递幸福信息的同时，我们自己也会受到感染。

笑有益于身心健康，美国当代著名评论家诺曼·卡森斯称其为“体内慢跑”。

微笑是最好的疗伤药

也许有些人会更多地认为微笑只是用来实现目的的一种手段，而不了解它的疗伤功效。在与脊柱关节病作斗争的过程中，诺曼·卡森斯发现了笑可以在很大程度上减轻自己所遭受的痛苦。后来在其所著的书中，卡森斯详细介绍了利用笑来缓解痛苦的方法。

镜子中的不完美

对镜子中的自己微笑，向自己传达一种快乐的心情。也许你会发现自己笑起来的样子并不十分完美，那就抓紧练习吧！微笑是改善生活质量的一种有效方法，因为幸福总是愿意接近那些微笑的人。

把自己逗笑

很久以前就有人搜集过民间流行的笑话，并将它们编辑成书。如果你缺少一些微笑的理由，那就去寻找这样的笑话典籍吧！我相信，在看完这些笑话之后，你不笑得肚子疼才怪！上网搜索一些幽默故事或笑话，或从别的途径获得一些笑料。除此之外，你也可以常与那些爱开玩笑的人进行交流，分享他们的快乐情绪。

尝试用一切方法将自己逗乐，例如用五音不全的嗓子唱首歌，用笨拙的步伐跳个舞，或者为自己讲个笑话。

多笑一笑可以使你变得年轻，也会使你的生活变得更加幸福，所以进行“把自己逗笑”这项投资还是很划得来的！

不吝微笑

始终保持乐观的心态，用微笑迎接每一天。即使自己不想笑，我们也要尽可能地笑，因为这样做可以提高自己的心理承受能力。

在自己一个人或面对其他人的时候，咧嘴笑一下，露出最幸福的表情。看一看此时的自己会有怎样的感受？

在情绪不好时，笑会帮助人们摆脱困境。经常微笑吧，在向别人传递幸福信息的同时，我们自己也会受到感染。

医生留言板

笑声疗法

笑有益于健康，这是一个临床事实。“体内慢跑”可以达到有氧运动的锻炼效果——它可以提高大脑中内啡肽的分泌，进而提升人们的情绪状态。

这种锻炼不会出现“运动过量”的风险，因为笑是多多益善的。一个人每天要笑多少次才算健康？答案是200次！

你每天都会笑200次吗？对有些人来说，这个问题的答案是极其可悲的，因为他们经常一整天都不会笑一次。

95岁的鲍勃是诺曼·卡森斯的粉丝，他坚信“笑声可以提高健康水平”的这一说法。虽然身体有些弯曲，但鲍勃的步履却非常轻盈，可以自己一个人在乡间小路上行走。想一想，假如你和鲍勃一样活到了95岁，那时你会变成什么样？

经常对着镜子笑一笑，与朋友分享一则幽默故事，做个鬼脸……在生活中寻找一切可以利用的幽默元素，把自己逗乐！每天至少笑200次。

酷行动　手指练习

方法：这项练习需要找个搭档（小孩子们都会非常乐意）。首先将你的双臂向前伸直，然后向内扭转手臂，让拇指朝向下方。保持双臂伸直，交叉两个手腕，合拢掌心。接下来双肘弯曲，双手由内翻向外侧，置于下颌处。这时，让练习搭档用他的手指触碰你的手指，试着在第一时间说出被碰的是哪根手指。

至少尝试一次的事情

- 不要吝惜微笑。想一些能够把自己逗乐的事情，或通过电影、网站、舞蹈与其他途径寻找快乐。如若可能，召集一组人进行“逗笑练习”，这样会取得更好的效果。
- 举办别具一格的化妆派对。用稀奇古怪的饰物布置派对现场。
- 听一些欢快的音乐。包括那些歌词特别搞笑的歌曲。
- 看喜剧电影。观看一系列让人捧腹的喜剧电影，做“体内慢跑”练习。

随笔　幽默创作

试着自己写一则幽默故事。编写笑话有助于开动脑筋！如果不想编写原创作品，你也可以用自己的语言重新演绎那个你最喜爱的笑话，然后把这则笑话发给朋友们欣赏。

虽然我们无法追回流走的青春

但我们却可以放慢健康逝去的脚步